あなたも今すぐ便利で役立つ「ナーシングケアクラブ」に登録を!!

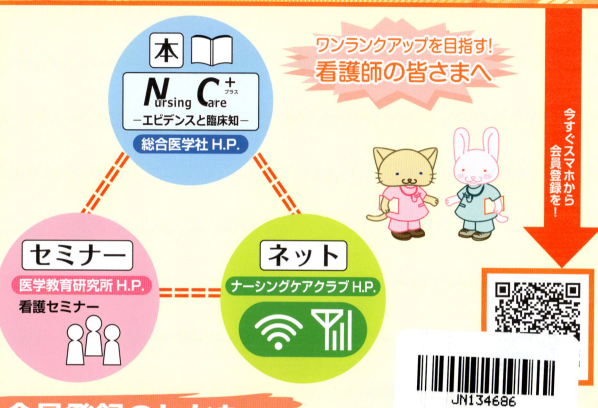

会員登録のしかた

・QRコードから,「ナーシングケアクラブ」に入って会員登録して下さい.(原則として医療従事者に限ります)

会員登録のメリット

・「ナーシングケア⁺ ―エビデンスと臨床知―」の掲載記事への質問ができます.(編集部で内容の確認をさせて頂きます.)
・「ナーシングケア⁺ ―エビデンスと臨床知―」の編集企画のリクエストができます.
・「ナーシングケアフォーラム」で読者同士の交流ができます.
・医学教育研究所のセミナーが,すべて500円引きで受講できます.
・看護セミナー開催など,便利で役立つ情報をいち早くお届けします.

呼吸管理を極める！
—エキスパートの考え方とやり方—

特集編集：道又元裕

- 特集編集にあたって

道又 元裕 357

I．呼吸管理の基本を理解しよう！

- 臨床に必要な呼吸の解剖を理解しよう
  〜呼吸器の形態・構造を理解すればケアが変わる!?〜

  石川 幸司 360

- 臨床に必要な呼吸生理を理解しよう
  〜呼吸生理について掘り下げて考える〜

  春名 純平 367

- 臨床で遭遇する代表的な呼吸器疾患を理解しよう
  〜急性呼吸不全の原因となる呼吸器疾患〜

  米倉 修司 377

II．呼吸管理の疑問を解決しよう！

- 臨床における呼吸の評価方法は何がよい？
  〜なるほど！すぐに使いたくなる呼吸評価〜

  小島 朗 389

- 酸素療法の適応と功罪は？
  〜酸素は"絶対正義"か!?〜

  工藤 光生 397

- 人工呼吸モードの適応と課題
  〜量制御か圧制御の分類でモードのポイントを押さえましょう！〜

  戎 初代 405

- 人工呼吸器からの離脱方法とは？
  〜活かすも，捨てるもあなた次第！人工呼吸器離脱プロトコルの活用術〜

  白坂 雅子 412

- NPPVの適応と限界は？
  〜医療スタッフの知識と関わりが，NPPVの成功の鍵になる〜

  萊原 勇治 421

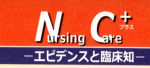

本文中に記載されたエビデンスレベルは，下記の表に準じます．

Level	
I	システマティックレビュー，メタアナリシス
II	1つ以上のランダム化比較試験
III	非ランダム化比較試験
IV	分析疫学的研究（コホート研究や症例対照研究による）
V	記述研究（症例報告やケース・シリーズによる）
VI	患者データに基づかない，専門委員会や専門家個人の意見

- 鼻カニューレ高流量酸素療法（HFNC）の適応と限界
  〜強いエビデンスが少ないからこそ，ケースバイケースで考える〜　　濱野　繁　430
- 吸入療法の方法と効果
  〜デバイスの違いと吸入指導が吸入療法成功の秘訣〜　　深澤　伸慈　439
- 適切な気管吸引の方法は？
  〜もっとも頻度の高いケア，吸引をマスターしよう〜　　佐藤かおり　445
- 呼吸理学療法の効果は？
  〜急性呼吸不全患者に対する呼吸理学療法のエビデンスと臨床現場での実際〜
  名倉　弘樹，及川　真人，花田　匡利，神津　玲　453
- 腹臥位療法の効果は？
  〜患者さんを"うつぶせ"にするってどうなんでしょう？〜　　荒木　敬雄　462
- 呼吸ケアにおける患者指導はどうする？
  〜Key Word はチーム医療とセルフマネジメント教育〜　　土井ひとみ　469
- RSTの効果
  〜RSTは呼吸ケアに関わる患者とスタッフをサポートする医療チーム〜　　諸見里　勝　478

索　引　　485

※本文中に掲載されている会社名・商品名は，各社の商標または登録商標です．

好評発売中

バイタルサイン測定から臨床判断を極める！

Nursing Care＋ —エビデンスと臨床知—
Vol.1 No.2 2018

特集編集　道又元裕　露木菜緒

B5判／4色刷　140頁
定価（本体3,000円＋税）

バイタルサインの測定と解釈は、すべての患者に適応できるゴールドスタンダードであり、典型的でない症例に対しても同様です。しかし隠された病態に気づくためには、基本的な知識と正常な相関に熟知しておく必要があります。本書を読み込んでバイタルサインの達人を目指しましょう！

主要目次

ここを押さえて特集を読み解こう！
- バイタルサインの臨床的意味と重要性〜バイタルサインで，ここまでわかる！〜

Ⅰ．検査の意義と臨床判断
- 呼吸回数測定の意義と臨床判断〜呼吸回数の変化を察知し，異常の早期発見に努める〜
- 血圧測定の意義と臨床判断〜血圧はただの数字や波形という意味ではない，数字と波形を考えよう!!〜
- 脈拍測定の意義と臨床判断〜明日からの身体評価に活かす！実践型脈拍測定〜
- 体温測定の意義と臨床判断〜低体温と高体温　あなたは自信をもって体温管理できますか？〜
- 意識評価の意義と臨床判断〜スケール評価と検査・身体所見を合わせて総合的にアセスメントしよう！〜
- 尿量評価の意義と臨床判断〜AKIのサインを見逃さないために〜

Ⅱ．疾患別バイタルサインの一歩進んだ見方
- 呼吸器疾患患者とバイタルサイン〜聴くだけじゃない！呼吸器疾患〜
- 循環器疾患患者とバイタルサイン〜バイタルサインをみて循環動態を把握しよう〜
- 脳循環疾患患者とバイタルサイン〜頭の中で何が起きてる!?　頭蓋内における変化をよみとれ！〜
- 手術看護認定看護師からみた術後ケアの注意点〜手術・麻酔による影響の理解が，術後合併症の早期発見と早期対応につながります！〜
- 敗血症性ショック患者とバイタルサイン〜知っておきたい敗血症治療のポイント〜

Ⅲ．バイタルサインのここに注意！〜急変の予兆とピットフォール〜
- 急変の予兆〜気づくことができるバイタルサイン
    - 成人編〜観察できる「呼吸」と「循環」の急変予兆〜
    - 小児編〜トレンドの変化と身体所見の合わせ技で予測すべし！〜
- バイタルサイン測定におけるピットフォール〜知らないと患者の異常を見逃す!?　より正確に状態を判断するためには〜
- 経皮的酸素飽和度（SpO2）のピットフォール〜SpO2の正体を見きわめよ！〜

特集のまとめにかえて
- バイタルサイン測定と医療実践の質

総合医学社　〒101-0061　東京都千代田区神田三崎町1-1-4
TEL 03(3219)2920　FAX 03(3219)0410　http://www.sogo-igaku.co.jp

呼吸管理を極める！
―エキスパートの考え方とやり方―

特集編集にあたって

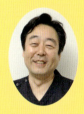

杏林大学医学部付属病院
（看護部長）
道又 元裕（みちまた ゆきひろ）

- 臨床で実践されている呼吸管理は，これまで数多くの研究や臨床経験を基に改変されながら，ヒトの呼吸活動を維持・促進するべく変貌・進化を遂げてきました．

- 臨床での呼吸管理は，呼吸活動に負の影響を与える疾病を有する患者にとって限界はあるものの，個々の患者が呼吸活動を少しでも楽にできるよう，さまざまな工夫が加えられながら実践されています．それは，患者の自発呼吸を整える指導であれ，酸素マスクやNPPVなどのデバイスを用いた非侵襲的方法であれ，機械的人工呼吸器を用いた侵襲的方法であれ，すべて同じことです．

- しかし，それらはすべて，患者の呼吸活動を完全に賄うものはなく，レベルの差はあれどあくまで"補助的"な療法です．呼吸活動に負の影響を与える疾病を有する患者への呼吸管理の根本は，原因となる疾病や障害をなくすこと以外にありません．とはいえ，それはそう簡単にできない場合のほうが多いのも事実です．私たち看護師がやるべきことは，最低でもヒトの呼吸に関する解剖生理と疾病や障害の性質を正しく理解することです．そのうえで，患者の呼吸活動を低下させない適切な管理方法を選択することがとても大切です．

- 最近では，ICUにおける人工呼吸器からの離脱に関して，医師だけではなく，人工呼吸療法に関して訓練された看護師らの参加によって安全に実施することができたという報告も散見されます．わが国のクリティカルケア領域では，日本集中治療医学会，日本呼吸療法医学会，日本クリティカルケア看護学会の3学会合同による『人工呼吸器離脱プロトコル』が発信

著者プロフィール（道又元裕）
1986年 東京女子医科大学病院ICU，2000～2008年 日本看護協会看護研修学校 救急・集中ケア学科主任教員，副校長，校長，2008年 杏林大学医学部付属病院 クリティカルケア部門統括マネジャー，集中ケア認定看護師教育課程主任教員，2009年 看護副部長，2010年 看護部長に就任し，現在に至る

- されています．これは言いすぎかもしれませんが，今や人工呼吸器からの離脱は，特殊なケース以外においては，一部のプロによる職人技ではなくなってきています．
- したがって，呼吸管理に期待される役割，めざす目的は，呼吸機能が低下した人々の呼吸活動を阻害せずに維持，促進することです．それには，これらに携わる医療者全員が，この役割と目的を踏まえて安全・安楽な呼吸管理を実現することが必要です．
- 今回の特集に当たっては，呼吸管理が必要となる患者に適切な対応をするために看護師が知っていなければならない，あるいは知っていたほうがよいと考えられる主な内容を取り上げ，それに新しい知見も紹介しながら知識と方法を解説しました．
- 呼吸管理に携わる多くの看護師の方々に本特集を読んでいただき，日々絶え間なく提供される呼吸管理の臨床実践の向上に役立ててもらいたいと思います．

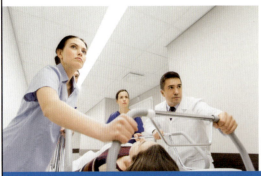

I. 呼吸管理の基本を理解しよう！

- 臨床に必要な呼吸の解剖を理解しよう
  〜呼吸器の形態・構造を理解すればケアが変わる⁉〜　　360

- 臨床に必要な呼吸生理を理解しよう
  〜呼吸生理について掘り下げて考える〜　　367

- 臨床で遭遇する代表的な呼吸器疾患を理解しよう
  〜急性呼吸不全の原因となる呼吸器疾患〜　　377

I. 呼吸管理の基本を理解しよう！

臨床に必要な呼吸の解剖を理解しよう
～呼吸器の形態・構造を理解すればケアが変わる!?～

北海道科学大学 保健医療学部看護学科
（助教，急性・重症患者看護専門看護師） 石川 幸司（いしかわ こうじ）

エビデンス＆臨床知

エビデンス
☑ 気道の構造上，下顎挙上法による気道確保でも頸椎保護は十分ではない．

臨床知
☑ 呼吸器系の障害は，構造別に考えると病態を整理しやすい．
☑ 人工気道（気管チューブ）の管理は，気道の構造（何cmか）だけではなく，総合的に判断する．
☑ 呼吸のアセスメントに，肺の構造理解は必要不可欠．
☑ 呼吸筋を理解して離床を促進させよう．

はじめに

● 解剖とは，文字どおりの意味としては「生体を切り開いて，形態・構造などを調べること」です．病態を適切にアセスメントするためには，臓器の形態や構造を把握するだけではなく，機能を理解することも重要となります．機能に関しては，次項の呼吸生理を参照していただき，本項では呼吸器系の形態・構造の知識に基づいたケアについて解説します．

呼 吸

● 呼吸とは，呼吸筋による換気運動によって外界の空気を体内に取り入れ，酸素と二酸化炭素のガス交換をする過程です．内呼吸と外呼吸で機序は異なりますが，細かな機能に関しては次項に詳しく解説があります．**呼吸器系の構造**について，鼻腔・口腔・咽頭・喉頭・気管・気管支・肺がありますが，①空気の通り道である"気道"，②空気と血液間でガス交換をする"肺"，③換気運動をする"呼吸筋"の部分に分けて考えると整理しやすくなります[1]．

臨床知1

[1] 長谷川隆一：呼吸器系障害の治療・ケア．"クリティカルケア実践の根拠"道又元裕 他編．照林社，pp36-40，2012

著者プロフィール（石川幸司）
北海道大学病院ICU・救急部，循環器病棟での勤務を経て，2015年4月より現職
2013年に急性・重症患者看護専門看護師を取得し，2017年に北海道大学医学研究科博士後期課程を修了
"知識をケアに活かす"ことを大切に，何となくではなく，エビデンスや臨床知をフル活用し，どのようなケアが妥当かを考えています．

臨床知 1 呼吸器系の構造別な障害

病態によって障害を受ける部位が異なります．どの部位に障害を受けているかを把握し，必要な観察やケアの判断を正確に実施するためにも，呼吸器の構造を理解していなければなりません．

表1 呼吸器系の構造別障害

気道の障害	窒息などによる気道閉塞，気管支喘息，慢性閉塞性肺疾患（COPD）など
肺の障害	肺炎，間質性肺炎，肺水腫，急性肺障害（ALI）・急性呼吸窮迫症候群（ARDS），肺出血，無気肺など
呼吸筋の障害	呼吸筋疲労，神経疾患（重症筋無力症）など

（文献1を参考に筆者作成）

気道

上気道と下気道

- 気道とは，外界から生体（肺）に通じる空気の通り道で，鼻腔・口腔から気管支までありますが，声帯を境に，上気道・下気道に分かれています 図1．上気道と下気道の境界に関して，さまざまな議論はあるかもしれませんが，気道は声帯を境に形態が異なり，繊毛運動の向きが逆になることから喉頭にある声帯が境界として妥当と考えられています[2]．
- 上気道は下気道のようにガス交換をする機能は有しておりません

[2] 間島雄一：上気道と下気道．アレルギー・免疫 17：7，2010

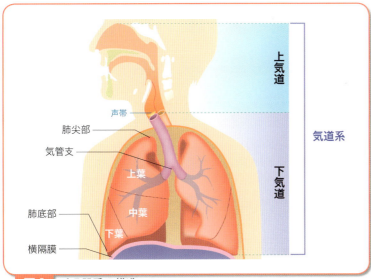

図1 呼吸器系の構造

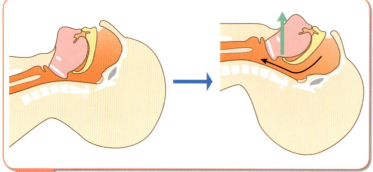

図2 下顎の挙上による気道確保の原理
左図のように仰臥位では舌根が気道を塞いでしまうことがある．そこで右図のように下顎を挙上すると舌根が持ち上げられ，気道が通る．

が，単に肺内へ空気を送り込む通路ではありません．取り込んだ空気の保温や保湿，嚥下や発声，下気道の防御機構など，さまざまな役割を担っています．上気道における閉塞などの障害は，下気道および肺機能にまで影響を及ぼすことが知られています[3]．解剖学的な構造を理解することが，どの部位における障害からどのような病態をひき起こしているかというアセスメントに役立ちます．

- 上気道において，咽頭喉頭部は舌根から食道分岐部までであり，この部分の喉頭蓋や舌骨は嚥下機能に重要な部分です．舌骨の前方移動量の低下は，異物を誤嚥するリスクを高めていたことが報告されています[4]．舌根は解剖学的に気道を閉塞しやすい状況となっており 図2 ，気道管理における気道開通を評価するためにも構造を理解しておくことが大切です．**構造を理解すれば，下顎挙上などの気道確保の手技を迷わず根拠をもって実践することができます** 。

[3] 末光迪生：上気道閉塞による下気道（肺機能）の変化についての実験的研究．耳鼻展望 18：121-40, 1975

[4] Steele CM et al：The relationship between hyoid and laryngeal displacement and swallowing impairment. Clin Otolaryngol 36：30-6, 2011

エビデンス 1

気道確保

一般的に人工気道を用いない気道確保としては，"頭部後屈顎先挙上法①"，"下顎挙上法②"があります 図3 ．頭部後屈顎先挙上法では，下顎挙上法と比して頸椎の動きが大きくなることが報告されています[5]．しかし，下顎挙上法によるマスク換気を実施した場合においても，頸椎は確実に前方に移動することが報告されています[6]．そのため，一般的な成人を対象とする気道確保の方法としては，頭部後屈顎先挙上法を用いることが合理的であり，熟練者で頸椎損傷が疑われる場合は必要に応じて下顎挙上法を用いてもよいとされています[7]．

① 頭部後屈顎先挙上法：
片手で額を押さえながら，もう一方の手の指を使って顎先を持ち上げる方法（図3左）．

② 下顎挙上法：
患者の頭側から両手で下顎を持ち上げる方法（図3右）．

[5] Prasarn ML et al：Motion generated in the unstable upper cervical spine during hear tilt-chin lift and jaw thrust maneuvers. Spine J 14：609-14, 2014

[6] Hirabayashi Y et al：Cervical spine movement during bag-mask ventilation. Masui 62：337-40, 2013

[7] 坂本哲也 編：一次救命処置．"JRC蘇生ガイドライン2015"一般社団法人日本蘇生協議会 監．医学書院，pp13-41, 2016

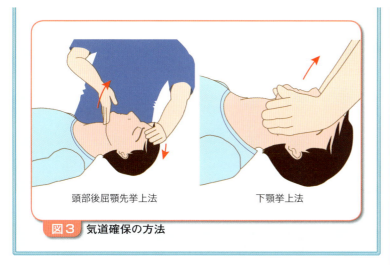

図3 気道確保の方法

気 管

- 気管は長さ約15 cm, 内径約3 cmの管状の器官で, 約23回の分岐を経て肺胞に達します. 気管から気管支まで太い部分では軟骨を有して構造を支えていますが, 細気管支より末梢では軟骨がなくなります. 軟骨を有する気管支は内腔が虚脱しにくい状態ですが, 末梢の気管支は分泌物や換気の状態しだいで虚脱・閉塞しやすい構造となっています.
- 左右の気管支では, 右気管支は左気管支と比べて短くて太く, 正中線との角度が浅い構造となっています（右：長さ約2.5 cm, 左：長さ約5 cm）. そのため, 異物は右側に混入することが多い状況となります.
- ガス交換に関与するのは, 末梢の細気管支部位であり, ガス交換に関与しない口腔から終末細気管支までを解剖学的死腔とよびます.

臨床知 2　気道管理

人工呼吸を必要とする場合の気道管理として, 気管チューブがあります. 気管チューブは気管分岐部を越えると片肺挿管となり, 分岐部付近では粘膜損傷など合併症の危険性が高くなります. また, 気管チューブのカフが声門付近とならないように, 挿入しなければなりません. 口腔から気管分岐部までの長さは, 口腔から咽頭の10〜12 cm, 咽頭から気管分岐部の10〜12 cmであることから, 気管チューブは20〜24 cm程度の挿入長での管理が望ましいでしょう. 男女差も指摘されており, 男性は23 cm程度, 女性は21 cm程度を目安にすることが推奨されています[8]. 気管挿管後は, 門歯部で何cm固定したのか, 胸部X線での

[8] Sitzwohl C et al：Endobronchial intubation detected by insertion depth of endotracheal tube, bilateral auscultation, or observation of chest movements：randomised trial. BMJ 341：c5943, 2010

位置，呼吸音などを総合的に判断して気道管理を実施していくことが重要となります．

肺

- 肺は胸腔にある半円錐状の臓器であり，上端は肺尖部，下端は肺底部とよばれ，胸壁と横隔膜に取り込まれています．左右肺尖部は鎖骨内側 1/3 の上側 2～4 cm に位置し，肺底部は第 6 肋骨（鎖骨中線）・第 8 肋骨（中腋窩線），第 10 胸椎（背部）に位置しています．
- 右肺は上葉・中葉・下葉の 3 つに分かれており，各葉の境界は上葉－中葉が水平裂，中葉－下葉は斜裂とよばれています．左肺は上葉・下葉の 2 つに分かれ，境界は斜裂とよばれます．心臓の位置関係から左肺のほうは，少し容量が少なくなっています．
- 肺には弾性があり，自身で収縮する力があります．胸壁には外側へ広がる力があり，胸腔は大気圧よりも陰圧という構造になっています．そのため，外界と胸腔が交通すると，胸腔は大気圧と同等になるため，肺は収縮してしまい，換気ができない状態（気胸）となります．

臨床知 3 **フィジカルアセスメント**

看護師が肺の状態をアセスメントするにあたり，基本的な身体診査（フィジカルイグザミネーション）の技術が重要となります．フィジカルイグザミネーションの実施において，肺の構造を理解していなければ，正確な所見をとることはできません 図4．聴診で下葉の状態を把握する場合，正面の肺底部（鎖骨中線－第 6 肋骨部）を聴診しても，その部分では，右肺は中葉・左肺は上葉となります．中腋窩線よりも背側で聴診しなければ下葉の所見は判断することはできないのです．とくに臥床している患者の呼吸管理においては，下葉のアセスメントが重要となりますので，聴診位置には注意が必要です．

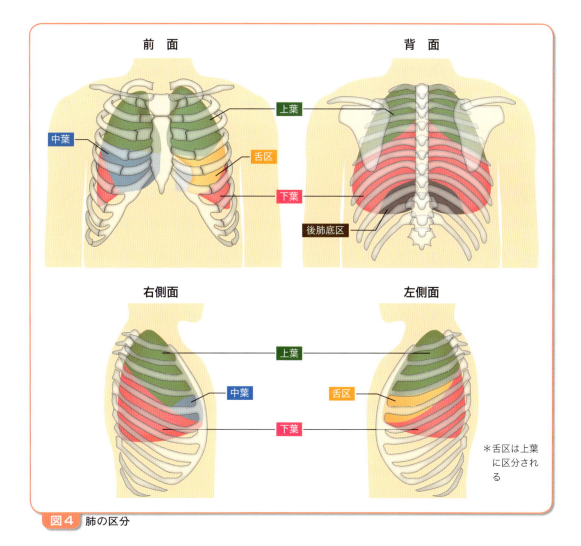

図4 肺の区分

呼吸筋

- 呼吸運動に必要なおもな呼吸筋は，外肋間筋・内肋間筋・横隔膜です．吸気時には，これらが収縮することで胸腔圧が陰圧となり，肺は膨張します．呼気時には，呼吸筋が弛緩して肺も収縮します．
- 呼吸筋は随意筋（意思の力で収縮させることができる筋肉）であり，脊髄前角の運動ニューロンによって支配されています[9]．意図的に深呼吸したり，呼吸を増やしたり，止めることさえ可能です．
- 通常の呼吸筋による呼吸運動でも換気量を確保できない場合には，胸鎖乳突筋・斜角筋・腹斜筋などの呼吸補助筋が働きます．このような状態が努力呼吸であり，吸気努力が強くなっている状態です．通常の深呼吸時にも呼吸補助筋は働きますので，呼吸回数や呼吸困難，呼吸困難感なども含めて呼吸状態を観察しなければなりません．
- 呼吸筋は血流が豊富で疲労しにくい筋肉ですが，過剰な負荷が長時間加われば疲労してしまいます[9]．たとえ人工呼吸器管理で

[9] 西野 卓：ガス交換の仕組み．"呼吸を科学する"．克誠堂出版，pp31-43，2014

あっても努力呼吸を要する状態が続いてしまうと，呼吸筋は疲労して人工呼吸器からの離脱が困難となってしまいます．呼吸状態のアセスメントにおいて，呼吸補助筋である頸部の筋肉の観察も忘れてはいけません．

臨床知 4

呼吸運動

肋間筋が主体となる呼吸は"胸式呼吸"，横隔膜が主体となる呼吸は"腹式呼吸"といいます[10]．安静時における呼吸筋は，横隔膜の動きが重要であり，換気量の約8割を担っています[11]．吸気時の横隔膜は腹部方向に動きますので，立位や坐位になると横隔膜は下がり，換気量が増えることになります．胸郭，横隔膜の構造として，全肺気量や残気量は体位による差は大きくありませんが，安静時呼気終末に肺内に残存する空気量である機能的残気量（FRC）は，立位に近づくほど少なくなります．これは，ガス交換に大きく影響するもので，坐位から立位と離床を促す重要性が理解できます．呼吸筋の解剖学的な構造を理解することで適切な換気を促すための呼吸管理が実践できるようになります．

[10] 飯島治之：胸腔．"ナースのための解剖生理"．技術評論社，pp84-5, 2015

[11] 石田博徳：胸壁，胸腔，縦隔．"呼吸器病学"金澤　實他編．丸善出版，pp11-7, 2012

新刊！

重症小児患者ケアガイドブック

A5判／本文300頁
定価（本体 3,500 円+税）
ISBN978-4-88378-667-1

監修 道又元裕　杏林大学医学部付属病院 看護部 部長
編集 三浦規雅　東京都立小児総合医療センター PICU

- 小児ICUのみならず，成人ICUに入室する患児ケアの指針をエキスパートが網羅！
- 患児の受け入れ，フィジカルアセスメント，基本的な管理，特殊な治療とケアなど満載！

おもな目次
1. 重症小児患者の受け入れ
2. 重症小児患者のフィジカルアセスメントとケア
3. 重症小児患者の基本的な管理とケア
4. 小児集中治療室で行われる特殊な治療とケア

総合医学社 〒101-0061 東京都千代田区神田三崎町1-1-4
TEL 03(3219)2920　FAX 03(3219)0410　http://www.sogo-igaku.co.jp

Ⅰ．呼吸管理の基本を理解しよう！

臨床に必要な呼吸生理を理解しよう
~呼吸生理について掘り下げて考える~

札幌医科大学附属病院 ICU 病棟
（急性・重症患者看護専門看護師）
春名 純平（はるな じゅんぺい）

エビデンス & 臨床知

エビデンス
- ☑ 低酸素の原因の一つに，$\dot{V}/\dot{Q}$ ミスマッチがある．
- ☑ 肺胞でのガス交換には拡散が深く関わっている．
- ☑ ヘモグロビンは，酸素運搬に関わっており，その目標値は 7~8 g/dL とすることが多い．

臨床知
- ☑ COPD 患者への高濃度酸素の投与は，化学受容器の感受性を鈍らせ CO_2 ナルコーシスが生じる可能性がある．
- ☑ 無気肺による病的シャントに対しては，リハビリを強化することでシャント率を改善することができる．

はじめに

- 臨床では，低酸素血症や高二酸化炭素血症で全身状態が悪化する場面をしばしば経験します．その背景を理解するためには，呼吸調節とガス交換といった「呼吸生理」について理解する必要があります．ここでは，呼吸生理について掘り下げて考えてみましょう．

呼吸の調節を理解する

- 呼吸をするとき，24 時間意識しながら呼吸をしている人はいません．呼吸は，無意識のうちに延髄にある呼吸中枢から呼吸の運動性ニューロンに信号が送られ，自動調節されています．一方で，私たちは意識的に深い呼吸や浅い呼吸をすることもできます．これは，大脳皮質によって呼吸の深さを調節していることによります[1]．
- 人体の pH は 7.40 ± 0.05 に調節されています．この調節には，

[1] 瀧 健治："呼吸管理に活かす呼吸生理 改訂版—呼吸のメカニズムと，人工呼吸のモード選択・設定から離脱まで". p40, 2012

著者プロフィール（春名純平）
札幌医科大学附属病院 ICU 病棟にて看護師として勤務
2015 年 急性・重症患者看護専門看護師の資格を取得

表1	化学受容器の種類と機能
中枢化学受容器	● おもに，動脈血二酸化炭素分圧（$PaCO_2$）を感知して，呼吸中枢を刺激し，呼吸を調整するような仕組み
末梢化学受容器	● 頸動脈小体と大動脈小体とがある ● おもに動脈血酸素分圧（PaO_2）低下時，$PaCO_2$ 上昇時，pH 低下にともなって，脳幹の呼吸中枢に情報を送り呼吸の調整を図る仕組み

呼吸による二酸化炭素の排泄と腎臓による酸の排泄が関与しています．pH の絶妙なバランスを取るために，人体には化学受容器というセンサ機能があります．この化学受容器には，中枢化学受容器と末梢化学受容器の2種類があります 表1 ．

● 慢性閉塞性肺疾患（COPD）の患者は，慢性的に $PaCO_2$ が高値であるため，末梢化学受容器での $PaCO_2$ の感受性の機能が鈍くなっており，低酸素刺激でのみ呼吸が維持されている状態にあります．

臨床知1

臨床知1　COPD 患者への高濃度酸素投与の危険性

COPD の患者に対して高濃度の酸素を投与することで，CO_2 ナルコーシスとなることがあります．その機序としていくつか考えられています．一つは，高濃度酸素を投与することで，末梢化学受容器での低酸素刺激が失われ，呼吸抑制をきたし，さらに $PaCO_2$ が上昇し意識障害が発症します．ほかにも，換気血流比の影響が考えられます．換気が不十分な肺胞では，血流は維持されていても，その部位からの酸素の取り込みは起こらなくなり，シャントを形成し低酸素血症となります．このような換気血流不均等を減らすために，換気が不十分な肺胞では換気不良部分，または無換気領域への血流を減少させ，それによって，低酸素血症を減少させる低酸素性血管収縮が起こります[2]．これにより換気血流比を適正に保とうとしますが，高濃度の酸素を投与することで，低酸素血症が解除され，換気が不十分な肺胞に接する血流が増加し，換気血流不均等が生じることがあります．結果的に，$PaCO_2$ は上昇し意識障害が生じます．以上のことから，COPD の患者に対して酸素投与する際には，酸素飽和度の目標を確認し，慎重に酸素投与する必要があります．COPD 患者の酸素飽和度の目標については，COPD のガイドライン（2013）のなかで，88～92％程度を目標とすることが推奨されています[3]．臨床症状と照らし合わせて，患者にとっての最善の酸素療法を行う必要があります．

[2] ジョン B ウエスト：" ウエスト呼吸生理学入門 疾患肺編 第1版" 堀江孝至 訳．メディカル・サイエンス・インターナショナル，p77, 2009

[3] 日本呼吸器学会 COPD ガイドライン第4版作成委員会 編："COPD（慢性閉塞性肺疾患）診断と治療のためのガイドライン第4版"．メディカルレビュー社，p45, 2013

外呼吸と内呼吸 図1

- 外呼吸とは肺，肺胞，肺胞の毛細血管を通して行われる酸素と二酸化炭素のガス交換のことを指します．内呼吸とは，酸素が脳，心臓，肝，腎，筋肉など全身の細胞に運ばれ利用され，二酸化炭素になるプロセスを指します．

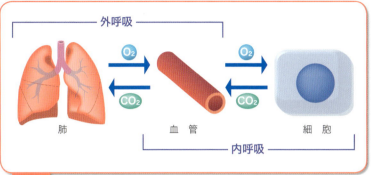

図1 外呼吸と内呼吸

換気と血流

換気

- 口から入った空気は肺胞に到達し，血液とのガス交換を行います．安静時，成人の呼吸数/分は約12回です．肺胞の解剖学的死腔が150 mLとされていますので，一回換気量が500 mLとした場合，実際に換気される一回換気量は350 mLとなります．すなわち1分間の換気量は4,200 mLとなります．
- 換気は24時間絶えず行われていますが，何らかの理由で，換気量が低下すれば$PaCO_2$は上昇し，過換気となれば$PaCO_2$は低下します．たとえば，過換気症候群のときに，手足が痺れるという症状があります．これは，$PaCO_2$が低下したことにより，呼吸性アルカローシスとなることが原因です．つまり，換気量の増減は$PaCO_2$に大きく影響し，体内のpHを調整するための大切な活動であることがいえます．

換気血流比

- 肺胞における換気と血流を評価するときに用いるのが，換気（$\dot{V}$）-血流（$\dot{Q}$）比です．無気肺などにより$\dot{V}/\dot{Q}$が崩れると，**換気血流比不均衡（$\dot{V}/\dot{Q}$ミスマッチ）**が生じ，低酸素血症をきたします．

エビデンス1

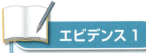

エビデンス1

V̇/Q̇ミスマッチ 図2

肺疾患による病変部位は，換気や血流が障害され正常とは異なるガス交換となります．たとえば，図2のAでは，正常な肺胞に対して血流が少ないことを示しています．これは換気が血流に比べ多く，余分な換気はガス交換がされません．V̇/Q̇は増加し，酸素化に関係しない血流が増大してきます．一方，図2のBでは，換気が血流と比較して少なく，十分なガス交換ができません．すなわち，V̇/Q̇は低下することとなり，低酸素血症をひき起こしてしまいます[4]．

[4] ジョンBウエスト 他："ウエスト呼吸生理学入門 正常肺編 第2版"桑平一郎 訳．メディカル・サイエンス・インターナショナル，p82，2017

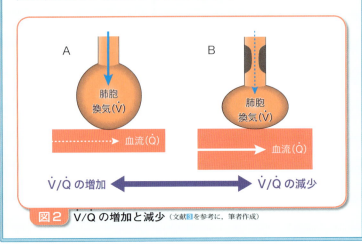

図2　V̇/Q̇の増加と減少　（文献3を参考に，筆者作成）

酸素と二酸化炭素の血液中への拡散

● 肺胞と血液でのガス交換を行う際，肺胞内の酸素が血液中に移行し，血液中の二酸化炭素が肺胞に移行しています．これを，「拡散」といい，物質の濃度を一定にしようとする法則が働いています．

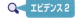 エビデンス2

エビデンス2

拡散

図3はガスの拡散を示したものです．拡散は気体の分圧勾配によって生じます[5]．
つまり，ガスの分圧が高い側から低い側へ移行するという現象をいいます．酸素においては，肺胞側から血管側へ移行し，二酸化炭素においては血管側から肺胞側へと移行します．
拡散に影響を及ぼす因子は，肺胞と血管との厚さ（距離）と，肺胞の表面積です．この拡散が障害されてしまう要因には，以下のようなことが考えられます．
　①肺胞と毛細血管の間の間質に炎症などが生じる．

[5] Fick A：Ueber diffusion. Ann Phys 94：59-86, 1855

②肺胞上皮の炎症が生じ，肺胞や間質が滲出液により満たされる．
　③ガス交換面積が減少する．

①で代表的な疾患に，間質性肺炎があります．これは，肺胞と血管の間に存在する間質に炎症が生じることで肺胞と血管の間が厚くなり，酸素の移行が障害されてしまうという病態です 図4 ．高度の拡散障害の患者では，いくら高濃度の酸素を投与しても，低酸素血症は改善しません．

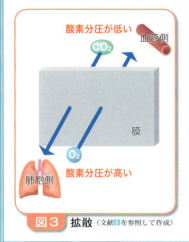

図3 拡散（文献6を参照して作成）

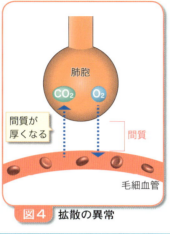

図4 拡散の異常

[6] 田中竜馬："人工呼吸に活かす！ 呼吸生理がわかる，好きになる―臨床現場でのモヤモヤも解決！―"．羊土社，p123，2013

シャント

- シャントとは，肺の血流において肺胞でガス交換を受けずに，そのまま全身に送られる血流のことを指します．シャント血流が多ければ多いほど低酸素状態となります．
- シャントの分類として，病的シャントと解剖的シャントがあります．
- 病的シャントは無気肺や肺水腫，肺炎などでみられ，肺胞での正常な換気がされず，ガス交換がなされない血流のことを指します．ほかにも，先天性心疾患による左右シャントがあります．
- 解剖的シャントは成人でも1～2％は存在し，冠血流の一部が左心系に流出する静脈や気管支静脈のようなガス交換に関与せずに，そのまま左心系に流れていく血流が含まれます[7]．

[7] 稲田英一："呼吸・循環イラストレイテッド―病態生理とアセスメント―"．学研メディカル秀潤社，p39，2010

臨床知2　病的シャントが多い患者には早期にリハを

シャントに対して，投与する酸素濃度を高く設定してもシャント血は影響を受けないため，PaO_2は改善しません．そのため，シャントに対しては，呼気終末陽圧（PEEP）により肺胞を広げることで，動脈血酸素分圧は改善を期待します．

無気肺による病的シャントが多い患者に対しては，離床を進め，排痰を促すなどのリハビリの側面は重要となります．

ガス交換異常を見分ける方法

- これまで，「換気-血流」，「拡散」，「シャント」について説明してきました．では，これらの異常をどのように評価すればよいのでしょうか．その方法の一つとして，肺胞気酸素分圧-動脈血酸素分圧較差（A-aDO$_2$）というものがあります．A-aDO$_2$ は酸素投与していないときの状態を反映しているもので，基本的に酸素投与している，人工呼吸中PEEPを負荷している，などの状態では絶対値としては参考にできません．しかし，酸素化を評価するうえで，理論として知っておくことが非常に重要です．

> **肺胞気酸素分圧-動脈血酸素分圧較差（A-aDO$_2$）** 図5
> A-aDO$_2$＝肺胞気酸素分圧（P$_A$O$_2$）－動脈血酸素分圧（PaO$_2$）
> A-aDO$_2$≦10：正常（酸素投与なしの条件の基準値）
> たとえば，意識障害の患者が救急外来に搬送されてきたとします．呼吸数は5回/分，SPO$_2$は80％，酸素投与前の血液ガス分析は，pH：7.2，PaO$_2$：45 mmHg，PaCO$_2$：65 mmHgで

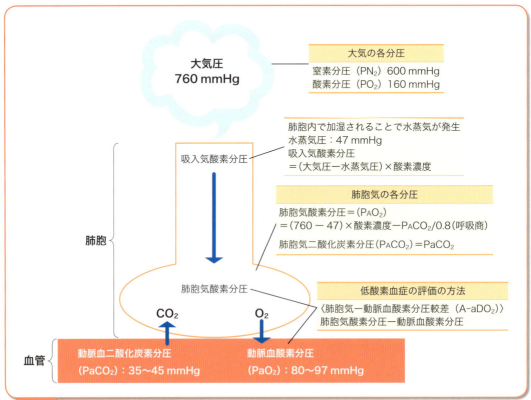

図5　A-aDO$_2$ の考え方と求め方

> した．この患者の低酸素血症の原因を血液ガスから考えるために，A-aDO$_2$ を求めることとします．
> まず，P$_A$O$_2$ を計算します．
> P$_A$O$_2$＝（大気圧－水蒸気圧）×酸素濃度－肺胞気二酸化炭素分圧/0.8（呼吸商）ですので，
> P$_A$O$_2$＝（760－47）×0.21－40/0.8＝67 mmHg となります．
> A-aDO$_2$＝肺胞気酸素分圧（P$_A$O$_2$）－動脈血酸素分圧（PaO$_2$）ですので，
> A-aDO$_2$＝67－45＝22 mmHg となります．
> したがって，この事例では A-aDO$_2$ の開大をみとめ，肺のガス交換が障害されていると判断することができます．

- 一方で，A-aDO$_2$ が正常にもかかわらず，低酸素血症をきたしている場合には，神経，筋疾患，胸郭異常，呼吸中枢機能低下などが原因として考えられます．
- 酸素投与している患者において「換気-血流」，「拡散」，「シャント」などの肺の異常を調べるためには，まず換気量が減少しているのか，つまり，PaCO$_2$ が上昇しているかをみればわかります．PaCO$_2$ が上昇していないのに，低酸素血症を呈しているのであれば，A-aDO$_2$ が上昇しています．すなわち，肺の異常があるということがわかります．ほかにも，人工呼吸中の患者の肺の動脈血酸素化の経時的変化を評価する方法として，P（PaO$_2$）/F（酸素濃度）比があります．

> 先ほどの患者で P/F 比を求めると，P/F 比＝45/0.21＝214 となります．
> P/F 比は ARDS の診断基準と重症度分類ともなっており，下記のとおりといわれています[8]．
> 　　健常人：400 以上
> 　　軽度 ARDS：200～300 以下
> 　　中等度 ARDS：100～200 以下
> 　　重症 ARDS：100 未満

[8] 3学会合同 ARDS 診療ガイドライン2016作成委員会 編："ARDS 診療ガイドライン2016". 日本呼吸器学会, 日本呼吸療法医学会, 日本集中治療医学会, p28, 2016
http://www.jsicm.org/ARDSGL/ARDSGL2016.pdf

- 人工呼吸中は PEEP も用いることがあるため，P/F 比は絶対値とはなりませんが，簡便に算出できるため，この指標をもとに，投与する酸素濃度の量を調整することがあります．
- 以上のことから，A-aDO$_2$ は，肺の状態を評価するために用い，P/F 比は FiO$_2$ を決めるために用いるとわかりやすいかもしれません．

ガス運搬

酸素の運搬〜ヘモグロビン（Hb）について

- 肺胞の毛細血管から取り入れた酸素を，身体の隅々まで運搬する

のが Hb の役割です．Hb は酸素との親和性が非常に高く，血液中に存在する酸素のほとんどが Hb と結合しています．酸素と Hb がどのくらいの割合で結合しているのかを示すものが，酸素飽和度（SO_2）になります．SO_2 は，皆さんが日常的に測定するパルスオキシメータか血液ガス分析で測定することができます．

- では，Hb に結合している酸素の量（酸素含有量）はどれくらいなのでしょうか．計算するためには次のような式を用います．

> 酸素含有量＝1.35 mL（Hb 1 g に結合できる酸素の量）×Hb 値×酸素飽和度/100（mL/dL）＋（0.003×PaO_2）[1]
> たとえば，① Hb 値：7.0 g/dL，酸素飽和度が 98％の患者と，② Hb 値：14.0 g/dL，酸素飽和度が 98％の患者ではどちらが酸素含有量は多いのでしょうか．
> ①は，1.35 mL×7×98/100＝9.2 mL/dL
> ②は，1.35 mL×14×98/100＝18.5 mL/dL

[1] 0.003×PaO_2 の部分は，ごく少量となるため，臨床では計算に入れないことが多い．

- つまり，Hb 値が高ければ血液中に含まれる酸素量は増え組織への酸素を多く供給することができますが，Hb 値が少なければ，血液中に含まれる酸素量は減ってしまい，組織に十分な供給をすることができなくなります．
- 一方で，たくさんの Hb があったとしても，それを運搬するための循環機能がなければ身体の隅々まで酸素は運搬されません．酸素運搬量は次のような式で表されます．

> 酸素運搬量＝酸素含有量×心拍出量

- 先ほどの①と②の患者では，①のほうが酸素含有量は少ない結果でした．酸素運搬量の計算式からわかるように，心拍出量が少ないままの状態であれば，組織への酸素供給は少なくなってしまいます．
- 貧血のある患者は，酸素含有量が少ないため，頻脈となり心拍出量を上げ，酸素運搬量を増加させようとします．労作や体温上昇などの酸素消費量が増加する状況下では，さらに頻脈となります．そのため，組織への酸素が供給されるために，輸血などの対応が必要になることがあります．

エビデンス 3

Hb 低下はどのくらいまで許容する??

正常循環動態の周術期患者や集中治療室における重症患者を対象とした，制限輸血と非制限輸血の比較検討では，制限輸血の基準値として Hb 値 7～8 g/dL とした場合に，非制限輸血群と比較して，有意に輸血量を減らしうることが明らかとなっています[9]．
また，制限輸血群においては，入院中の死亡率の低下が示さ

[9] Shimamoto K et al：Safety and efficacy of red blood cell transfusion to patients with warm-type autoimmune hemolytic anemia：Clinical studies at Showa University Fujigaoka Hospital. Showa Univ J Med Sci 16：339-47, 2004

れています[10]．つまり，周術期患者において，Hb値7～8g/dLを目標に輸血を検討することが有用である可能性があるということです．

輸血ガイドラインのなかでは，敗血症患者の貧血に対して，輸血基準値としては，Hb値7g/dLが推奨されています．循環動態が安定している状況であれば，低いヘモグロビン値でも許容することができる場合もあるため，病態に応じた輸血の判断が必要になると考えます[11]．

[10] Hébert PC et al：A multicenter, randomized, controlled clinical trial of transfusion requirements in critical care. Transfusion Requirements in Critical Care Investigators, Canadian Critical Care Trials Group. N Engl J Med 340：409-17, 1999

[11] 米村雄士 他："科学的根拠に基づいた赤血球輸血の使用ガイドライン"．日輸血細胞治療会誌 62（6）：641-650, 2016

- 次に，組織での酸素のバランスについて見ていきましょう．酸素を積み込んだHbは，組織まで流れてきて酸素を放出します 図6 ．
- 組織における酸素の受け渡しの関係性を理解するために，酸素解離曲線を説明します．酸素解離曲線とは，PO_2とSO_2の関係を示した曲線でS字を示していることが特徴です 図7 ．ヘモグロビンは肺で酸素を取り込み，組織で酸素を放出します．酸素解離曲線をみてみると，PO_2が60 mmHgのとき，SO_2は90％くらいです．これ以上PO_2が上がってもSO_2はあまり変化しません．一方で，PO_2が40 mmHg以下となると，SO_2は75％となり，以降SO_2を示す曲線の下がり方は急激となります．つまり，PO_2の低下で，組織が大量に酸素を取り込むことが可能となることを意味します[12]．
- さらに，酸素解離曲線は常に一定ではなく，右や左に移動することが特徴です（図7）．酸素解離曲線が移動する要因として，高二酸化炭素血症や体内の水素イオンが上昇したとき，発熱時には右方に移動します．つまり，組織の酸素供給が不足している場合や需要量が増加した場合の酸素を放出する能力は，組織の機能を

[12] ジョンBウエスト 他："ウエスト呼吸生理学入門 正常肺編 第2版" 桑平一郎 訳．メディカル・サイエンス・インターナショナル，p97, 2017

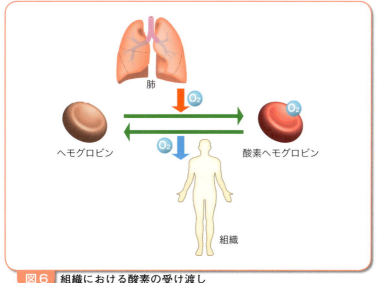

図6 組織における酸素の受け渡し

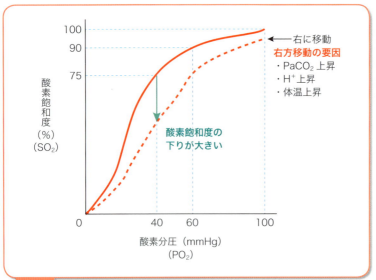

図7 酸素解離曲線（文献12を参照して作成）

[12] 田中竜馬："人工呼吸に活かす！ 呼吸生理がわかる，好きになる—臨床現場でのモヤモヤも解決！—". 羊土社, p103, 2013

維持するための代償機能の一つと考えられます．
- 感染症患者やICUにいるような重症患者においては，発熱や呼吸不全による高二酸化炭素血症が生じていることが多いと思います．酸素解離曲線をイメージすることは，患者の酸素の需要と供給がどのように成り立っているかアセスメントする際に重要な視点となります．

おわりに

- 呼吸の変調をきたした患者を目の前にして，換気，拡散，シャントなど呼吸に変調をきたす因子について呼吸生理から考えると，患者へのアセスメントの幅が広がります．ぜひ，呼吸生理を理解してケアの幅を広げていただきたいと思います．

解剖生理とは形態機能を意味し，それを理解することはヒトのあるべき正常を理解することです．その理解ができていなければ，病態生理とその異常な生体反応を理解することはとても難しいことでしょう．つまり，ヒトの形態機能を正しく理解していなければ，臨床で患者が異常なシグナルを発信している現象の意味を理解したうえで，その患者に適切に相応した看護技術を提供することができない可能性がとても高く，ややもすると誤った，あるいは不利益を与えることになるやもしれませんね．

有効な看護実践の方法を選択するためには，正常な解剖生理を踏まえたうえで，それを基準に生体反応が異常か正常かを見極めることが不可欠です．看護師の方のなかには，疾患の性質やそれに対する治療，その背景の病態生理を優先的に学びたいとおっしゃる人を多く見かけます．しかし，もっとも重要で優先的に学ぶ必要があるのが，基本的な解剖生理とさらには細胞レベルでの形態機能に関する知識であることを強調いたします．その学びをしっかりとやれば，先述の学びたい内容が「す〜っと」入り込んでくるはずです．

I. 呼吸管理の基本を理解しよう！

臨床で遭遇する代表的な呼吸器疾患を理解しよう
～急性呼吸不全の原因となる呼吸器疾患～

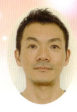

大阪府三島救命救急センター看護部
ICU科長（集中ケア認定看護師）　米倉 修司
よねくらしゅうじ

エビデンス & 臨床知

エビデンス

- ☑ 2012年に新しいARDSの定義が提唱された．ARDSを発症する基礎疾患としては，肺炎や敗血症がある．
- ☑ 院内肺炎のなかでも，気管挿管48時間以降に発症した肺炎を人工呼吸器関連肺炎（VAP）といい，集中治療領域においてもっとも多い感染症の一つとして周知されている．
- ☑ COPD急性増悪のNPPV管理は，呼吸状態の改善や，合併症の低下，入院期間の減少，生存率を有意に改善する有効な治療として推奨されている．

臨床知

- ☑ 肺損傷が起きてからARDSの所見として胸部X線で陰影が出現するまでには，一般的には12～24時間といわれているため，時間経過での評価が必要となる．
- ☑ COPDにおける人工呼吸管理では，air trappingによる内因性PEEPの存在を評価することが必要となる．

はじめに

- 呼吸不全とは，原因の如何を問わず，動脈血の酸素分圧（PaO_2）と二酸化炭素分圧（$PaCO_2$）が異常な値となり，そのために生体が正常な機能を営めない状態と定義されます．
- 呼吸不全の診断基準としては，低酸素血症をみとめた状態で，$PaCO_2$の蓄積をみとめない「Ⅰ型呼吸不全」と，$PaCO_2$の蓄積をみとめる「Ⅱ型呼吸不全」に分類されます 表1 [1]．
- 呼吸不全の病態には，肺胞自体に異常はないが，肺胞の換気量自体が少ない「肺胞低換気」と，肺胞と肺毛細血管間のガス交換に障害が生じている「換気血流比不均衡」「拡散障害」「シャント」があります 表2．
- 急性呼吸不全の原因疾患となる呼吸器疾患にはさまざまなものがありますが，ここでは呼吸不全の病態を踏まえて，ICUで呼吸管

[1] 厚生省特定疾患「呼吸不全」調査研究班昭和56年度研究業績，統括研究報告

著者プロフィール（米倉修司）
1990年に看護師免許取得．精神科，救命救急センターでの臨床経験後，外資系医療機器メーカーでの勤務経験を経て，2015年より大阪府三島救命救急センター勤務．2018年4月より現職
1997年3学会合同呼吸療法認定士，2014年集中ケア認定看護師取得

表1　呼吸不全の診断基準

① 室内気吸入時の動脈血 O_2 分圧が 60 mmHg 以下となる呼吸障害，またはそれに相当する呼吸障害を呈する異常状態を呼吸不全と診断する．
② 呼吸不全を動脈血 CO_2 分圧が 45 mmHg を超えて異常な高値を呈するもの（Ⅱ型）と，そうでないもの（Ⅰ型）とに分類する．
③ 慢性呼吸不全とは，呼吸不全の状態がすくなくとも1ヵ月以上持続するものをいう．

（文献1より引用）

表2　呼吸不全の病態生理

呼吸不全の分類	呼吸不全の病態（低酸素血症の原因）	A-aDO_2	病態生理	代表的な疾患*
Ⅰ	換気血流比不均衡	開大	●病変部位によって換気や血流が障害され，換気と血流のバランスを崩しガス交換が悪くなる．	感染性肺炎 肺塞栓症 喘息発作（軽度〜中等度）
Ⅰ	拡散障害	開大	●間質や肺胞壁の肥厚によりガス拡散が障害される．とくに O_2 の拡散が悪くなる．CO_2 は拡散能力が高いため，影響は少ない	間質性肺炎 肺水腫（進行するとシャント）
Ⅰ	シャント	開大	●気道の閉塞や肺胞虚脱により，静脈血が有効なガス交換されずにそのまま動脈血に流入（毛細血管でのシャント） ●解剖学的な異常により，静脈血が肺胞を介さずにそのまま動脈血に流入（解剖学的シャント）	ARDS 無気肺 気管支拡張症 先天性心疾患（右左シャント）
Ⅱ	肺胞低換気	正常	●肺胞の換気量が低下することで，O_2 の取り込みと，CO_2 の排出も障害される．	COPD 喘息発作時（重症） 呼吸中枢機能の低下 神経・筋疾患

＊：基本的な病態生理を基に代表的な疾患を挙げているが，実際には疾患の進行によって混合的な病態を示すことが多い．

理が必要となることが多い代表的な呼吸器疾患を解説します．

代表的な呼吸器疾患 part1：ARDS（acute respiratory distress syndrome；急性呼吸促迫症候群）

- ARDSとは，急激に進行する呼吸困難と低酸素血症をきたす症候群ですが，必ず原因となる基礎疾患が存在します．ARDSの原因

表3 ARDSの原因となる基礎疾患

	直接損傷	間接損傷
頻度の高いもの	肺炎 胃内容物の誤嚥	敗血症 外傷，高度の熱傷（とくにショックと大量輸血を伴う場合）
頻度の低いもの	脂肪塞栓 吸入障害（有毒ガスなど） 再灌流肺水腫（肺移植後など） 溺水 放射線肺障害 肺挫傷	心肺バイパス術 薬物中毒（パラコート中毒など） 急性膵炎 自己免疫疾患 輸血関連急性肺障害（TRALI）

発生頻度としていちばん高い疾患は敗血症で，次いで肺炎，誤嚥による発生頻度が高くなる．

（文献2より引用）

呼吸器疾患に限らず，すべての病気は実に多彩な要素と密接，かつ複雑に関連，影響しあって発症していることが多いと思います．ARDSについては，単なる呼吸に関連したパーツの障害ととらえずに，さまざまな角度からのアセスメントが必要ですね．

表4 ARDS診断基準（ベルリン定義）①

	軽度ARDS（mild）	中等度ARDS（moderate）	重度ARDS（severe）
発症時期	臨床的損傷，新たなまたは増悪する呼吸器症状が出現して，1週間以内		
胸部画像所見	胸部X線写真または胸部CTで両肺野の陰影 （胸水，無気肺，結節影だけでは説明のつかないもの）		
浮腫の成因	心不全や過剰輸液だけでは説明できない呼吸不全 先行する危険因子がない場合は，心エコーなどの客観的評価を要する		
酸素化	200＜P/F比≦300 （PEEP or CPAP≧5 cmH$_2$O）	100＜P/F比≦200 （PEEP≧5 cmH$_2$O）	P/F比≦100 （PEEP≧5 cmH$_2$O）

（文献3を参照して作成）

となる基礎疾患には，肺を直接的に傷害することで発症する「直接損傷」と，肺以外に発生した病態によって発症する「間接損傷」に大別されます 表3 [2]．

- ARDSの病態は，直接損傷，間接損傷いずれにおいても，それら基礎疾患による侵襲が生体に加わることで発症します．侵襲により全身に過剰な炎症反応が発生することで，サイトカインなどの分泌が増加します．それら高度な炎症反応により肺胞隔壁を傷害することで透過性が亢進すると，血漿成分が間質や肺胞内に漏出し，いわゆる非心原性肺水腫を生じ呼吸困難と低酸素血症をきたします．またサーファクタント活性低下（肺胞の虚脱），ヒアリン膜の形成，Ⅰ型細胞壊死，アポトーシス，コラーゲン産生，血栓形成などの炎症反応像を呈し，これらによってシャント，換気血流比不均衡，拡散障害，肺胞低換気が混在して低酸素血症となります．

- 2012年に新しいARDSの定義が提唱されました 表4 [3]．P/F比（酸素化係数）による酸素化能の評価は，呼気終末陽圧（positive end expiratory pressure：PEEP）の最小値が5 cmH$_2$Oと規定され，酸素化の程度によってARDSが軽度，中等度，重度と3つのグレードに分類されています．

① ARDS診断基準（ベルリン定義）の注意点：
評価にPEEPの条件を必須としているため，人工呼吸器を使用していない患者がARDSから除外されてしまう危険性も指摘されている．

[2] 日本呼吸器学会ARDSガイドライン作成委員会 編："ALI/ARDS診療のためのガイドライン，第2版"．学研メディカル秀潤社，p15，2010

[3] 濱田孝光 他：ARDSの古い定義，新しい定義．"Surviving ICUシリーズ ARDSの治療戦略" 志馬伸朗 編．羊土社，pp17-20，2013

| 臨床知 1 | **ARDS が疑われたら時間経過での画像評価を** |

胸部 X 線像における陰影の存在は診断の必須項目になります．非心原性肺水腫のため，一般に心陰影の拡大はみとめません 図1 ．肺損傷が起きてから陰影が出現するまでには，一般的には 12～24 時間といわれており，ARDS の病態が疑われるケースでは，時間経過での評価が必要になります．

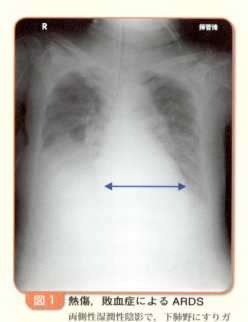

図1 **熱傷，敗血症による ARDS**
両側性湿潤性陰影で，下肺野にすりガラス様陰影もみとめている．CTR② は 55％（臥位）で心拡大はみとめていない．

編集委員からの 一口アドバイス

ARDS の治療に関しては原因となった疾患への対処，炎症反応のブロック，体液管理に加え，高圧での人工呼吸管理が必至となるでしょう．それでもなお，全身性の炎症反応は火種が消えないこともたびたびあり，肺機能の回復は「人事を尽くして天命を待つ」という格言を思い返すほどです．炎症反応の集合体が ARDS という病態をつくり出しているのは間違いないでしょう．
したがって，看護サイドが心がけるべきことは，看護ケアを実践するうえで，炎症を悪化させるようないかなる刺激も最小限に抑えることです．ARDS の基本を知り，すべきこと・すべきでないことを実践につなげていくことで，今後の ARDS の回復率も変わっていくことが期待できるかもしれませんね．

代表的な呼吸器疾患 part2：心原性肺水腫

- 心原性肺水腫とは，心筋梗塞や心臓弁膜症などが原因で左心不全が生じ，左心から血液を全身へ送るポンプ力が低下し，これにより肺毛細血管から水分が血管外へ漏出し，異常に貯留することでガス交換が障害され，低酸素血症をきたす疾患です．
- 初期の段階では拡散障害の病態ですが，肺水腫が進行すると，肺胞へ漏出した水分がサーファクタントの効果を減少させてしまうため肺胞虚脱が起こり，シャント血流を増加させてしまいます．
- 胸部 X 線写真では，心陰影の拡大とともに，肺門部を中心に蝶型の湿潤影や，すりガラス様陰影（バタフライシャドウ）が特徴的な所見としてみとめられます．
- 肺胞に漏出してくる水分には，赤血球などの血球成分も漏出するため，痰の性状はピンク色で泡沫状となることも特徴の一つです．

② CTR：
心胸郭比（cardio-thoracic ratio）．胸部の幅に対する心臓の幅の比率を表す．臥位での正常値は 60％ 以下とされる．

代表的な呼吸器疾患 part3：肺炎

- 肺炎とは肺の炎症性疾患で，肺のガス交換が障害されることで低酸素血症を生じます．一般的な感染性肺炎は，肺胞腔に炎症を生じた「肺胞性肺炎」です．一方で肺胞壁や間質に炎症を生じた肺炎を「間質性肺炎」といい，原因や経過はもちろん治療内容にも違いがあります．

- 感染による肺胞性肺炎は，炎症の範囲によってさらに分類されます．感染力が強く肺の一葉を占める「大葉性肺炎」と，気管支の支配する区域に一致して炎症が広がる「気管支肺炎」に分類されます．

- また感染の原因によっても，「細菌性肺炎」と「非定型肺炎」に分類されます．非定型肺炎はウイルスや真菌，原虫，細菌以外の微生物や，一部β-ラクタム系抗菌薬が無効となる細菌（マイコプラズマやレジオネラなど）によって生じる肺炎として分類されています．

エビデンス 1

人工呼吸器関連肺炎

一般社会生活を送っている人が罹患した肺炎を「市中肺炎」といい，入院後48時間以降に新たに発症した肺炎を「院内肺炎」といいます．院内肺炎は易感染状態の入院患者に生じるため，院内肺炎の合併は死亡率を高めるおそれがあります．そのなかでも気管挿管による人工呼吸管理開始48時間以降に発症した肺炎を，人工呼吸器関連肺炎（ventilator-associated pneumonia：VAP）といい，集中治療領域においてもっとも多い感染症の一つとして周知されています．VAPの合併はウィーニングの遅延はもちろん死亡率や医療費の増加につながり，その予防が重要です．VAPの主因は口腔や咽頭で繁殖した細菌が，分泌物とともにチューブを伝ってカフと気管壁の隙間から流入するaspiration（誤嚥）と指摘されています．わが国では2010年に，日本集中治療医学会からVAP予防に推奨される管理項目として「人工呼吸関連肺炎予防バンドル（VAPバンドル）」[4]が公開されています 表5 ．

表5 人工呼吸関連肺炎予防バンドル（略：VAPバンドル）

Ⅰ．手指衛生を確実に実施する
Ⅱ．人工呼吸器回路を頻回に交換しない
Ⅲ．適切な鎮静・鎮痛をはかる．とくに過鎮静を避ける
Ⅳ．人工呼吸器からの離脱ができるかどうか，毎日評価する
　　自発呼吸トライアル（spontaneous breathing trial：SBT）
Ⅴ．人工呼吸中の患者を仰臥位で管理しない

（文献[4]より引用）

[4] 日本集中治療医学会ICU機能評価委員会：人工呼吸関連肺炎予防バンドル（2010改訂版）
http://www.jsicm.org/pdf/2010VAP.pdf（2018.8参照）
（エビデンスレベルⅥ）

代表的な呼吸器疾患 part4：無気肺

- 無気肺とは，さまざまな原因により肺の含気量が低下し，肺胞虚脱による容積低下が生じた状態で，肺動脈からの血液が酸素化されずにシャント血流となる病態の疾患です．
- 原因としては気道内分泌物の貯留による気道閉塞によって生じる「閉塞性無気肺」と，ARDS や心原性肺水腫によるサーファクタントの減少や，腫瘍や胸水貯留などの病変に圧迫されて生じる「非閉塞性無気肺」に大別されます．
- 胸部 X 線の特徴としては，無気肺部分の透過性低下と他の部分の過膨張（透過性亢進），無気肺側の横隔膜挙上，気管の偏位などの所見をみとめます 図2．

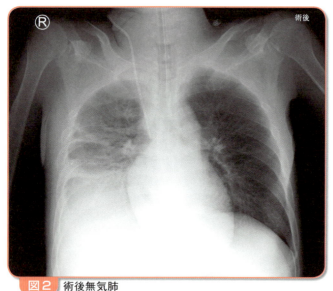

図2 術後無気肺
全身麻酔の術後に右肺全体の透過性低下をみとめている．右側の横隔膜も挙上している．

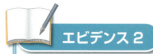

無気肺の危険因子

術後呼吸器合併症としては無気肺，肺炎，肺水腫，ARDS，肺血栓塞栓症がおもなものとされています．そのなかでも無気肺はもっとも頻度が高く，肺炎の危険因子としても指摘されています．中等度以上の無気肺を生じる危険因子としては弱い咳嗽，呼吸機能障害，不十分な痛みの管理，横隔膜機能障害などがあります[5]．

術後の痛みの管理は，無気肺を予防するうえでも重要であることが理解できます．

[5] 3学会合同呼吸療法認定士認定委員会 編：術後呼吸器合併症と呼吸障害．"新呼吸療法テキスト"．アトムス，pp110-3，2012
（エビデンスレベルⅥ）

代表的な呼吸器疾患 part5：気胸

- 気胸とは肺を包む胸膜が破れて，胸膜腔の中に空気が侵入した状態です．通常，胸腔は閉鎖腔で大気圧より低い陰圧で保たれているため，肺は胸壁から離れずに広がった状態を保てています．何らかの原因により胸腔に空気が流入すると，胸腔は大気圧に開放され，肺自体の弾性により虚脱してしまいます．
- 気胸は内側から破れる「内気性気胸」と，外側から破れる「外気性気胸」に大別されます．表6 [6] は気胸の原因別分類です．
- 気胸が進行し，穿孔部分がチェックバルブ（一方向弁）としての役割となり，胸腔に空気が流入しつづけ出口がなくなり，急激に肺の虚脱が進行します．胸腔圧は異常な上昇をきたし，縦隔，気管を圧迫し，健側方向にシフトさせます．このような状態を「緊張性気胸」といいます 図3．緊張性気胸では，大静脈も圧迫す

[6] 石崎武志 監：気胸．呼吸器ケア 2015夏季増刊 "呼吸器ケアの疾患・検査・治療はや調べブック"．メディカ出版, p62, 2015

表6 気胸の分類

気胸の分類		原因
内気性	原発性自然気胸	●ブラ，ブレブ（嚢胞）の破裂が原因 ●高身長でやせた若い男性10〜20代に発症しやすい
	続発性自然気胸	●基礎疾患にともなうもの ●COPD，肺がん，間質性肺炎，結核，膠原病，子宮内膜症，月経随伴症など ●60歳以上の喫煙者に発症しやすい
外気性	外傷性気胸	●外傷，交通事故など
	医原性気胸	●医療処置が原因 ●胸腔穿刺，中心静脈カテーテル挿入，人工呼吸など

（文献[6]より引用）

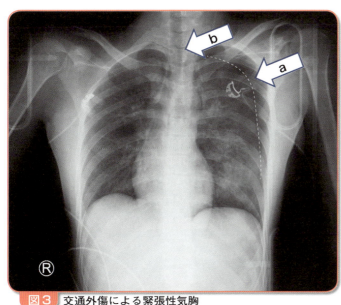

図3 交通外傷による緊張性気胸
左肺気胸でaの部分に肺の虚脱を示すラインをみとめている．
左肺が虚脱することで健側に気管偏位（b）もみとめている．

るため，静脈灌流が低下し，血圧低下からショックに至ります．迅速に胸腔ドレナージが必要となりますが，状態によっては応急的に穿刺脱気を行う場合もあります．

臨床知 2　人工呼吸管理中の気胸発生を予防するための工夫

人工呼吸管理における合併症として，圧損傷による気胸の発生にも十分な注意が必要です．人工呼吸管理中の気胸は，著しい気道内圧の上昇によって，肺胞破裂を生じることで発生し，また陽圧換気が継続されることで緊張性気胸へと移行する可能性が非常に高くなります．

筆者の施設では，補助調節換気モードで管理を行う場合，換気様式は圧補正下従量式換気（Pressure Regulated Volume Control：PRVC）が第一選択されます．そのため圧損傷を予防する一助として，気道内圧上限アラームは，安定時の最高気道内圧＋10 cmH_2O を目安に[7]，40 cmH_2O 以下に設定するようルール化しています．

[7] 医療機器使用者のための警報装置（アラーム）ガイドライン

代表的な呼吸器疾患 part6：慢性閉塞性肺疾患（chronic obstructive pulmonary disease：COPD）の急性増悪

- COPDとは，喫煙など有害物質を長期に吸入曝露することで生じた肺の炎症性疾患で，進行性で治療による完治は望めない慢性疾患です．気流制限を基本病態として，咳嗽，喀痰，労作性呼吸困難などの症状を慢性的にみとめます．

- 呼吸機能検査（スパイロメトリー）で1秒率（FEV_1/FVC）が70％未満となる閉塞性換気障害の所見が特徴となります．COPDにおける気流制限は，炎症の進行による末梢気道狭窄と肺胞破壊による気腫性病変（肺気腫）によって起こると考えられています．

- 安定期の管理としては，薬物療法や呼吸リハビリテーションをはじめ，重症例では在宅酸素療法の適応となります．**COPDの急性増悪**とは，心不全や気胸，肺塞栓などの合併による増悪は除外された状態で，感染や大気汚染などが原因で，安定期の治療内容を変更する必要が生じる状態をいいます．

🔍 エビデンス3

エビデンス3

COPD急性増悪のNPPV管理

COPDの急性増悪による急性呼吸不全で人工呼吸管理が必要な場合，挿管下での人工呼吸管理は，人工呼吸器からの離脱が難しく長期化することで，予後にも影響を与える危険性が

あります．『NPPV（非侵襲的陽圧換気療法）ガイドライン』（日本呼吸器学会）[8]では，COPD急性増悪のNPPV管理は，呼吸性アシドーシスの改善，呼吸数・呼吸仕事量・呼吸困難感の減少，VAPなどの合併症の低下，入院期間の減少などに加え，挿管を回避し生存率を有意に改善する有効な治療として推奨されています．

[8] 日本呼吸器学会ガイドライン作成委員会 編：COPDの増悪．"NPPV（非侵襲的陽圧換気療法）ガイドライン改訂第2版"．南江堂, pp58-63, 2015（エビデンスレベルⅠ）

臨床知 3

auto PEEPに注意しよう！

COPD症例で人工呼吸管理が難渋する原因の一つにair trapping（エアートラッピング）によるauto PEEP（オートピープ，内因性PEEP）があります．肺胞壁が破壊されることで，肺は弾性収縮力を低下させ，また末梢気道狭窄のため，気流閉塞や吸気のあと呼気が十分にできず空気をとらえこむ現象をair trappingといいます．air trappingによるauto PEEPとは，実際に設定したPEEPに加え，患者の呼気時に圧が生じることです．auto PEEPが発生すると，呼吸仕事量を増加させ呼吸筋疲労を助長させ，また気胸の発生リスクも高めるため，auto PEEPの評価が重要となります．人工呼吸器によってはauto PEEPの測定が可能なものもあり，またグラフィックモニタの流量波形でもauto PEEPの存在を評価することが可能です．

参考文献

1）米倉修司：ARDSの定義や治療の考え方が変わってきているの？ ICNR 2（4）：38-9, 2015
2）米倉修司：疾患別アセスメントの見える化「ARDS」．重症集中ケア 4（2）：28-36, 2015

好評発売中！

関連図と検査で理解する 疾患 病態 生理 パーフェクトガイド

監修 道又 元裕　杏林大学医学部付属病院 看護部長

この一冊で，主要66疾患について，病態生理，検査，診断，治療がまるごと早わかり！

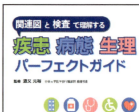

ISBN978-4-88378-898-9
AB判・カラー／304頁
定価(本体3,000円+税)

Dr.石松の 急変対応がスッキリわかる本
―病態の理解からドクターコールまで―

石松　伸一　聖路加国際病院 副院長／救急部 部長

急変を防ぐためには、予測と観察が重要です。本書は臨床で遭遇する「意識障害」「呼吸苦」「ショック」など7つの場面での対応をやさしくまとめました。

B判・カラー／120頁　定価(本体2,400円+税)

ISBN978-4-88378-664-0

主な目次

Part1　急変のキホン
急変とは何か
急変時のABCD
ドクターコールのコツ
チームで行う急変対応

Part2　症状別にみる急変対応
意識障害① 原因と意識レベルの判定方法
意識障害② 意識障害を引き起こす頭蓋内病変
呼吸苦（呼吸困難と呼吸不全）
ショック
アナフィラキシーショック
けいれん
腹痛
転倒・転落

Part3　急変後の対応
復習，急変時のABCD
急変後に対応すること

総合医学社　〒101-0061　東京都千代田区神田三崎町1-1-4
TEL 03(3219)2920　FAX 03(3219)0410　http://www.sogo-igaku.co.jp

Ⅱ. 呼吸管理の疑問を解決しよう！

- 臨床における呼吸の評価方法は何がよい？
  〜なるほど！ すぐに使いたくなる呼吸評価〜 ... 389

- 酸素療法の適応と功罪は？
  〜酸素は"絶対正義"か!?〜 ... 397

- 人工呼吸モードの適応と課題
  〜量制御か圧制御の分類でモードのポイントを押さえましょう！〜 ... 405

- 人工呼吸器からの離脱方法とは？
  〜活かすも，捨てるもあなた次第！ 人工呼吸器離脱プロトコルの活用術〜 ... 412

- NPPV の適応と限界は？
  〜医療スタッフの知識と関わりが，NPPV の成功の鍵になる〜 ... 421

- 鼻カニューレ高流量酸素療法（HFNC）の適応と限界
  〜強いエビデンスが少ないからこそ，ケースバイケースで考える〜 ... 430

- 吸入療法の方法と効果
  〜デバイスの違いと吸入指導が吸入療法成功の秘訣〜 ... 439

- 適切な気管吸引の方法は？
  〜もっとも頻度の高いケア，吸引をマスターしよう〜 ... 445

- 呼吸理学療法の効果は？
  〜急性呼吸不全患者に対する呼吸理学療法のエビデンスと臨床現場での実際〜 ... 453

- 腹臥位療法の効果は？
  〜患者さんを"うつぶせ"にするってどうなんでしょう？〜 ... 462

- 呼吸ケアにおける患者指導はどうする？
  〜 Key Word はチーム医療とセルフマネジメント教育〜 ... 469

- RST の効果
  〜 RST は呼吸ケアに関わる患者とスタッフをサポートする医療チーム〜 ... 478

好評発売中！

問題解決にこの2冊！

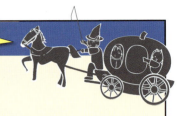

マネジメントを始めるようになったら読む本

現場ナースの目線による 超 実践本

ISBN978-4-88378-652-7
B5判　158頁
定価（本体2,700円＋税）

編著　公立陶生病院 看護師長
　　　濱本 実也

他執筆者　吹田奈津子
　　　　　植村 佳絵
　　　　　山本 明美
　　　　　八木橋智子
　　　　　卯野木 健
　　　　　井上 博行

日々の難題に途方にくれているあなたのための
スタートアップ＆
トラブルシューティングマニュアル！

執筆者は現役師長と社労士！
座学だけでは学べない臨床に即した内容です

看護現場ですぐに役立つ
ファシリテーションの秘訣
―カンファレンス，グループワーク，日常コミュニケーションの現状改善のために―

ISBN978-4-88378-655-8
B5判　122頁
定価（本体2,400円＋税）

著　國澤尚子
　　大塚眞理子

ファシリテーションは看護の現場で起こる
問題・課題を改善する切り札です！

▶ 会議，カンファレンスの雰囲気が活性化されます！
▶ グループワークがよりスムーズに遂行されるようになります！
▶ 多職種との連携，患者・家族とのコミュニケーション力が向上します！

事例から具体的な場面を想像しながら
ファシリテーションを学べます！

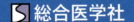 総合医学社

〒101-0061　東京都千代田区神田三崎町1－1－4
TEL 03(3219)2920　FAX 03(3219)0410　http://www.sogo-igaku.co.jp

Ⅱ．呼吸管理の疑問を解決しよう！

臨床における呼吸の評価方法は何がよい？
〜なるほど！ すぐに使いたくなる呼吸評価〜

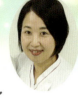

大原綜合病院 看護部/HCU
（急性・重症患者看護専門看護師） 小島　朗（こじま　ほがら）

エビデンス＆臨床知

エビデンス
- ☑ 重症度の評価は，迅速評価→一次評価→二次評価という流れで行う．
- ☑ 呼吸筋は，人工呼吸器管理中や，多発神経障害，多発筋障害，マグネシウムやリンの欠乏で障害されるという報告がある．

臨床知
- ☑ 触診によって痰の貯留を早期に予測できる．
- ☑ 胸部の打診で濁音が聞かれた場合は，胸水や血胸が疑われる．
- ☑ A-aDO$_2$ の開大は，換気血流不均等や拡散障害，シャントを示す．
- ☑ 呼吸のパターンや回数，深さを観察することで，疾患や病態の推測ができる．
- ☑ 動脈血液ガス分析によって，肺の状況を簡易的に推測できる．

はじめに

- 「90代の男性．エアコンのない部屋で動けなくなり近所に住んでいる息子から救急車の緊急要請がありました．脈拍は120回/分，血圧は78/55，熱が39.0℃，顔色不良で，発汗がありません．意識レベルは……」と救急隊から電話連絡が入りました．「あれ？ 呼吸回数とパターンはどうなの？」

- すぐに末梢ルート確保し，点滴を投与．採血一式，血液培養，バイタルサイン，尿管を挿入して，検査に行きHCUに入院決定．救急看護師からの申し送りの時に「救急外来でのバイタルは，HR 125，BT 38.5，経鼻カニューレ2Lにて，SpO$_2$ 96％です．四肢冷感，チアノーゼなく，意識レベルは……」「あれ？ 呼吸回数とパターンは？」——こんなことありませんか？

- 私たちは，「呼吸」をなぜか忘れることがあります．なぜでしょうか？ それは，道具を使わないからではないでしょうか？ た

著者プロフィール（小島　朗）
愛知学院大学文学部心理学科卒業・東京女子医科大学大学院看護学研究科修了 修士（クリティカルケア看護学CNSコース），平成22年 急性・重症患者看護専門看護師取得
現場で「あれ？ これって何だろう？」「これでいいのかな？」「なんかおかしい」「どう思う？」ということを一人で悩まずに看護チームで声を出して共有できることが，良い看護チームであり，患者にベストなケアを提供できる近道だと思っています．

とえば熱は体温計，血圧は血圧計，脈は触れて時計でチェックします．それに対して呼吸は……．忘れられる「呼吸」．しかし，呼吸はとても重要な情報です．
- 呼吸の評価方法として，3点あります．①器具を使用しない評価方法，②機械的評価方法，③画像評価方法です．これらの呼吸評価で何がよいのでしょうか？

呼吸の評価方法 part1：救急における呼吸の評価方法・視診・触診・打診・聴診

- 救急の場面では，重症度の評価は，【迅速評価】→【一次評価】→【二次評価】の3段階で行われます．この重症度評価は救急だけでなく，入院患者の異常時や集中治療の場においても活用される評価方法です．呼吸評価に注目すると下記（赤字部分）のようになります．

【迅速評価】ぱっと見て判断します．対象者とはじめて接した時に，最初の数十秒で判断します．
1. 呼吸評価：「努力呼吸？」「頻呼吸？」
2. 循環評価：「蒼白？」「冷感や冷や汗？」
3. 外見・意識状態：「反応は？」「苦しそう？」

【一次評価】診察と器具を用いて，さっと評価します．
1. バイタルサイン測定：呼吸回数・呼吸パターン
2. 意識の評価
3. モニタ装着・心電図・SpO_2 を行います．ここで，酸素投与や静脈確保など行います．

【二次評価】バイタルサイン安定後．呼吸と循環が安定してから行う評価
1. SAMPLE 評価[①]（病歴・情報収集）
2. 身体検査：頭の先から爪先までの検査を行います．

- さらに ABCD 評価があります．呼吸だけの流れを評価すると，たとえば次のように判断されます[1]．

A：Airway……気道を介して
B：Breathing……肺に取り込まれた酸素が，血管内に拡散し
C：Circulation……心臓からの灌流により，臓器/組織に供給される
D：Dysfunction of CNS……呼吸中枢の異常がない

- このなかで呼吸の何をどのように評価していけばよいのか述べていきます．

[①] **SAMPLE 評価：**
病歴の聴取において必要とされる項目の頭文字を取ったもの．
S：**s**ymptoms（症状）
A：**a**llergies（アレルギー）
M：**m**edication（内服薬）
P：**p**ast medication history（病歴）
L：**l**ast oral intake（最終食事摂取時刻）
E：**e**vent preceding the incident（なぜ起こったのか）
（JPTEC 協議会 編："JPTEC ガイドブック"．へるす出版，p249, 2010）

[1] 是永　章：重症度の評価．レジデントノート 18（12）：2218-25, 2016

視診・触診・打診・聴診の呼吸方法

1. 視　診

- 胸郭全体の形や，脊柱の変形の有無，呼吸補助筋の肥大の有無を観察評価します[2]．頭部や腹部から胸部を観て，呼吸の左右差やパターンを評価します．呼吸パターン・速さや深さ・胸郭の動き・呼吸補助筋の使用の有無を評価できます．

[2] 医療情報科学研究所 編："フィジカルアセスメントがみえる"．メディックメディア，pp104，2015

エビデンス1

呼吸筋力評価で何がわかるか？

呼吸筋力評価を行うことで，呼吸器の離脱困難さを予測できます．呼吸筋力評価に用いられる標準的な測定は，最大吸気圧（maximum inspiratory pressure：PImax）です．PImaxが－25 cmH$_2$Oに達しない場合は，呼吸不全と予測されます[3]．長期呼吸器管理の患者の換気量が減少し，肺胞低換気を生じ，高炭酸ガス血症をともなう低酸素血症が起きると，栄養がうまく吸収されない経過をたどり，呼吸筋が衰えるため[4]，呼吸器離脱ができないことがあります．さらに，重症多発神経障害や重症多発筋障害[5]，マグネシウムやリンの欠乏でも呼吸筋を障害する[6]ともいわれているため，呼吸筋力評価にともない低下を起こしている患者には，呼吸筋トレーニングだけでなく，栄養状態，電解質も注目しましょう．

[3] Baydur A et al：Respiratory muscle strength and control of ventilation in patients with neuromuscular disease. Chest 99：330-8, 1991
（エビデンスレベルⅣ）

[4] 解良武士：呼吸筋力の測定．理学療法科学 17（4）：265-71, 2002

[5] Hudson LD et al：Neuromuscular sequelae of critical illness. N Engl J Med 348：745-7, 2003

[6] Benotti PN et al：Metabolic and nutritional aspects of weaning from mechanical ventilation. Crit Care Med 17：181-5, 1989

2. 触　診

- 胸郭の可動性・皮下気腫の有無・痰の貯留（動き）の評価を行います．

臨床知1

触診で何を評価するか？

肺の広がり（胸郭の広がり）の左右差や，副雑音を手で感じることで痰の貯留を早期に予測できます．皮下気腫は，外傷や気管切開手技，胸腔ドレナージなど手技後に起こる可能性が高いため，注意深く観察し状態の変化に気づくことが重要になります．

3. 打　診

- 体表を叩くことで発生する音響により肺内の状態を把握します．肺の含気量が多い部位は音の跳ね返りがよく，清音であり，心臓や肝臓などの含気量の少ない部位は跳ね返りが悪く濁音です．清音よりさらに跳ね返りが強い状態を鼓音といい，正常の胸部にお

いては胃泡部にて聴取できます[7].

臨床知2 打診で何を評価するか？
胸部（肺の評価）として濁音が聞かれた場合は，400 mL程度の胸水や血胸が疑われます[8].

[7] 医療情報科学研究所 編："病気がみえる vol.4 呼吸器". メディックメディア, pp31, 46-7, 58-9, 2008

[8] 佐藤憲明 編："急変対応力10倍アップ 臨床実践フィジカルアセスメント". 南江堂, pp27, 2002

4. 聴診
- 聴診器により呼吸音を評価していきます．聴診により，副雑音を聞き分け，肺の評価が可能となります．

ここで何を評価できるのか？
- 簡易に肺（呼吸）全体の評価ができます．胸郭の左右差があれば，気胸や無気肺の可能性を推測し，聴診や打診でさらに肺の状態の評価が行えます．
- 呼吸のパターンや回数，深さを観察することで，疾患や病態の推測ができます 表1 [7].

表1 呼吸回数と呼吸パターン

【呼吸回数】		
正常	12～18回/分	
頻呼吸	25回/分以上	肺炎・発熱 肺血栓塞栓症
徐呼吸	12回/分以下	頭蓋内圧亢進症状 麻酔時 など
【パターン】		
チェーン・ストークス呼吸	（無呼吸の波形）	呼吸中枢の障害・重症心不全・高齢者の睡眠時・脳出血や脳腫瘍
ビオー呼吸	（無呼吸の波形）	呼吸中枢障害 髄膜炎 など
クスマウル大呼吸	（大きな呼吸の波形）	糖尿病性ケトアシドーシス 尿毒症 重症下痢 など

（文献[7]を参照して作成）

呼吸の評価方法 part2：機械的評価方法

動脈血液ガス分析
- 呼吸機能の検査の一部であり，簡易的に評価ができます．動脈血液を採血しすぐに評価しないと，シリンジ内でも血液の代謝は進

行するので注意が必要です．動脈血液ガス分析は，肺の状況（ガス交換の指標）を簡易的に推測できます[7]．

1．肺内シャント率

- 肺でのガス交換の適切さは，肺換気と毛細血流のバランスによって決まります[9][10]．換気-血流比（$\dot{V}/\dot{Q}$）が「1」より小さければ，毛細管血流が換気に対して相対的に多いことを示しています．シャント率は，末梢気道の閉塞，肺胞内への液体貯留（肺水腫・肺炎など），肺胞虚脱，毛細管血流過多（肺塞栓症）などで増加します[11]．

2．肺胞気-動脈血酸素分圧較差（A-aDO₂）

- 肺胞換気分圧（P_AO_2）と動脈血酸素分圧（PaO_2）の差によって動脈血液ガス分析で測定されます．正常値は「5〜15 mmHg」ですが，年齢とともに増加します[12]ので，正常値から逸脱していることがすべて異常とは限らないことを念頭に入れておく必要性があります．

計算方法：$A\text{-}aDO_2 = \left(150 - \dfrac{PaCO_2}{0.8}\right) - PaO_2$

臨床知 3
A-aDO₂ の開大で何を評価するか？
①換気血流不均等（間質性肺炎・肺水腫・ARDS：急性呼吸窮迫症候群・肺塞栓症・COPD：肺気腫），②拡散障害（間質性肺炎・肺水腫・COPD・ARDS），③シャント（左右シャントを生じる先天性心疾患・肺動静脈瘻・無気肺）[7]．

3．PaO₂/FIO₂ 比（酸素化係数）

- PaO_2 は，動脈酸素分圧であり，F_IO_2 は，吸入気酸素の割合です．P/F 比（酸素化係数）は PaO_2 を F_IO_2 で割った値です．呼吸器装着中の患者の酸素化を容易に判断できます．
- 日本救急医学会より，急性呼吸促迫症候群は「$PaO_2/F_IO_2 < 200$（PEEP のレベルにかかわらず）の肺酸素化障害」であり，「$PaO_2/F_IO_2 < 300$ を急性肺傷害（acute lung injury：ALI）」と定義しています[13]．さらに急性呼吸窮迫症候群（acute respiratory distress syndrome：ARDS）では，次ページに示します Berlin 定義を推奨しています．P/F 値はクリティカル領域で使用されることが多いです．

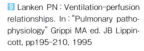

[9] Lanken PN：Ventilation-perfusion relationships. In："Pulmonary pathophysiology" Grippi MA ed. JB Lippincott, pp195-210, 1995

[10] Levitzky MG：Chapter 5. Ventilation-Perfusion Relationships. "Pulmonary Physiology, 8th ed". McGraw-Hill Education, pp120-37, 2013
（エビデンスレベルⅡ）

[11] Marino PL "ICU Book 第3版" 稲田英一 訳. メディカル・サイエンス・インターナショナル, pp319, 2008

[12] Harris EA et al：The normal alveolar-arterial oxygen-tension gradient in man. Clin Sci Mol Med 46：89-104, 1974

[13] 日本救急医学会：医学用語解説集「急性呼吸促迫症候群」
http://www.jaam.jp/html/dictionary/dictionary/word/0114.htm（2018.10 参照）

【ARDSのBerlin定義】[14]
軽症（mild）：
　200＜PaO_2/F_IO_2≦300 mmHg
　（PEEP or CPAP≧5 cmH_2O）
中等症（moderate）：
　100＜PaO_2/F_IO_2≦200 mmHg（PEEP≧5 cmH_2O）
重症（severe）：
　PaO_2/F_IO_2≦100 mmHg（PEEP≧5 cmH_2O）

[14] ARDS Definition Task Force et al：Acute respiratory distress syndrome：the Berlin Definition. JAMA 307：2526-33, 2012
（エビデンスレベルⅠ）

4．経皮的酸素飽和度

- 酸素飽和度には，SpO_2とSaO_2があります．
- SpO_2は，パルスオキシメータで測定した経皮的動脈血酸素飽和度を示しており，血液中にどの程度酸素が含まれているかを示しています．簡単に測定できる便利な評価指標です．指尖部などの組織に赤色光と赤外光の2つの波長の光を当て，脈拍による透過光の変化で動脈成分を識別でき，一般的に96〜99％です[15]．SpO_2を100％で管理することは避けたほうがよいといわれています[16]．
- SaO_2は，動脈血ガス分析値から計算で求める場合と，動脈血をCOオキシメータで直接測定する場合があります．そして，SaO_2は，血液中のヘモグロビンの何％が酸素と結合しているかを表し，動脈酸素分圧（PaO_2）と相関があります　図1 ．
- パルスオキシメータでは，SpO_2を測定するために，心拍出量の低下や，ヘモグロビン濃度が低い場合（貧血の場合）は酸素量が

[15] 日本呼吸器学会：呼吸器Q&A「パルスオキシメータとはどのようなものですか？」https://www.jrs.or.jp/modules/citizen/index.php?content_id=139
（2018.10参照）

[16] Girardis M, et al：Effect of Conservative vs Conventional Oxygen Therapy on Mortality Among Patients in an Intensive Care Unit：The Oxygen-ICU Randomized Clinical Trial. JAMA 316（15）：1583-9, 2016
（エビデンスレベルⅡ）

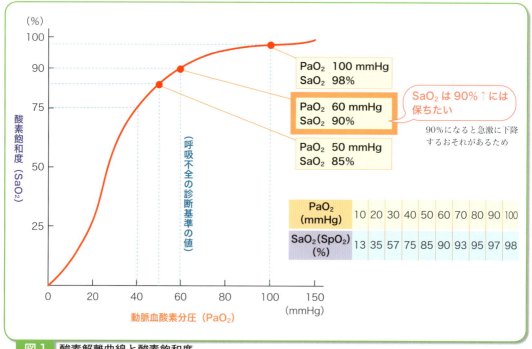

図1　酸素解離曲線と酸素飽和度

減少します．そして，異常ヘモグロビンが存在する場合（一酸化炭素中毒など）は，SpO_2 に誤差が生じることを念頭に入れておく必要があり[17]，動脈血液ガスとの照らし合わせが重要です．

[17] 金澤 實 他："Q&A パルスオキシメータハンドブック"．日本呼吸器学会，pp4-5, 2014

呼吸機能検査

- 手術前患者の検査として施行されるので，術後の呼吸状態の予測が立ちます．呼吸器の装着および離脱に向けての計画を立案し，周術期管理に役立てることができます．

1. 換気機能検査

- スパイロメトリーは短時間で簡便に換気機能異常を判定できます．閉塞性換気障害は，フローボリューム曲線によって気道閉塞の部位をある程度判定できます[7]．

2. 換気障害の分類 図2

a）一秒率（$FEV_1\%$）
- 努力呼出曲線から1秒間の呼出量を表す一秒量（FEV）が求められ，努力肺活量と一秒量から一秒率（$FEV_1\%$）が求められます．正常値は≧70%．

b）%肺活量（%VC）
- 最大吸気位から最大呼気位までゆっくりと呼出させたときの呼出量です．正常値は≧80%．

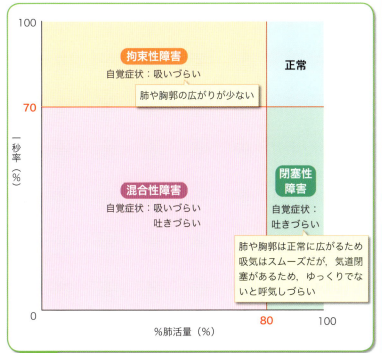

図2 換気障害の分類と身体所見

3. 内視鏡検査
- 気管支鏡検査は，気道（気管・気管支）に存在する病変の観察だけでなく，検体採取や治療にも用いられます．

呼吸の評価方法 part3：画像所見

胸部X線検査

- 肺野の異常所見の観察に有効です．肺野の異常所見や透過性の低下，浸潤，すりガラス様陰影，線状影，網状影，結節影，無気肺，肺門部の拡大や肺血管陰影の異常，胸壁・胸膜の異常所見などが把握できます[7]．胸部X線検査での注意点としては，立位と仰臥位で画像が変わるため，同一体位においての比較を行う必要性があります．

胸部CT/MRI/核医学検査

- CTは，X線検査に比べ組織間コントラストが高く，わずかなX線吸収度の差を表示できるため，より詳細な観察が可能となります．さらに，ヨード造影剤を用いる造影CTは，血管病変の診断や腫瘍性病変の質的診断などを目的として行われ，肺の評価法として使用されます．

おわりに

- 呼吸評価の方法は，たくさんあります．しかし，すぐにモニタや検査データなどで確認するのではなく，画像診断がつくまでのあいだに，上記に挙げたさまざまな方法で簡易な評価方法を行う必要性があると考えています．モニタに頼るのではなく，「眼で観て」「触って」「感じて」のスキルアップを行い，患者のケアを早期に行うことは看護師の使命なのではないかと思います．
- では，「呼吸評価方法は何がよい？」という初めの問いかけに対する答えですが，フィジカルアセスメントを中心に，評価できることを行うこと．すなわち，いろいろな角度から評価することが重要だと思っています．

Ⅱ．呼吸管理の疑問を解決しよう！

酸素療法の適応と功罪は？
〜酸素は"絶対正義"か!?〜

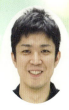

秋田大学医学部附属病院 集中治療部2
（急性・重症患者看護専門看護師）
工藤 光生（くどう こうせい）

エビデンス&臨床知

エビデンス

- ☑ 高流量鼻カニューレ（high flow nasal cannula：HFNC）が，その安全性・安楽性の高さから地位を築きはじめている．
- ☑ 高酸素血症（hyperoxia）によって体内では活性酸素が発生し，血管収縮や細胞死をひき起こす．とくに心臓，脳，肺に障害を起こす可能性がある．
- ☑ 低酸素血症のない心筋梗塞患者へのルーチンの酸素投与は不要．

臨床知

- ☑ 酸素療法の究極的な目的は"組織低酸素"の改善（回避）にある．そのため，酸素療法の効果判定は呼吸に関する数値だけでなく，全身状態のアセスメントによる必要がある．
- ☑ 酸素療法が適応となるおもな病態として，"拡散障害"と"肺胞低換気"は絶対に覚えておこう．
- ☑ 酸素療法の選択は，"酸素が必要か""陽圧が必要か""気道確保は必要か"という問いへの答えによって決まる．
- ☑ ただし，心拍出量やヘモグロビン値，酸素摂取量（$\dot{V}O_2$）が不安定である重症患者においては，"酸素療法を過信することなかれ"．

酸素療法の目的

● 人間が生きていくためには酸素が必要です．人間の身体は約37兆個の細胞から構成されており[1]，たとえば心筋なんかは20億個の細胞からなるといわれていますが[2]，酸素はその1つ1つの細胞が生命活動（エネルギー代謝）を維持していくための材料です．酸素を用いた代謝を好気性代謝といい，その産物は二酸化炭素です．一方，人間には酸素がなくてもある程度の代謝を行う力もありますが，これを嫌気性代謝といい，その産物は乳酸です．**酸素療法の究極的なゴールは，1つ1つの細胞の生命活動を助けることにあります**．血液中の酸素分圧や酸素飽和度の改善を図るのは，あくまでその手段にすぎません．より医学的にいえば，"低

[1] Bianconi E et al : An estimation of the number of cells in the human body. Ann Hum Biol 40：463-71, 2013

[2] Adler CP et al : Cell number in human heart in atrophy, hypertrophy, and under the influence of cytostatics. Recent Adv Stud Cardiac Struct Metab 6：343-55, 1975

著者プロフィール（工藤光生）
秋田大学医学部保健学科を卒業後，虎の門病院，秋田大学医学部附属病院に勤務
2017年に山梨県立大学大学院看護学研究科を修了し，急性・重症患者看護専門看護師を取得
美味しいご飯とお酒，温泉を満喫したい方はぜひ秋田へ遊びにいらしてください！

酸素血症"ではなく"組織低酸素"を防ぐことがゴールということです。

臨床知1

臨床知1　目的は組織低酸素を防ぐこと

大事なのは血液ガス分析の数値が基準値であるか否かではなく，"組織低酸素"があるかないかです．したがって，酸素療法の効果判定は，呼吸に関する数値だけでなく全身のアセスメントによる必要があります．

編集委員からの一口アドバイス

組織低酸素を示す全身の所見として重要なものはチアノーゼです．

酸素の動きをイメージしよう

● さて，私たちが日常的に知ることができるのは，おなじみのSpO₂ですね．しかしこれはあくまで"飽和度"，つまり全ヘモグロビン中，どの程度の数のヘモグロビンに酸素がくっついているかを示しているにすぎません．ヘモグロビンを"輸送トラック"だとすると，酸素は"荷物"で，酸素飽和度はトラックの"積載率"のようなものでしょう．大切なのは，輸送荷物の総量（酸素

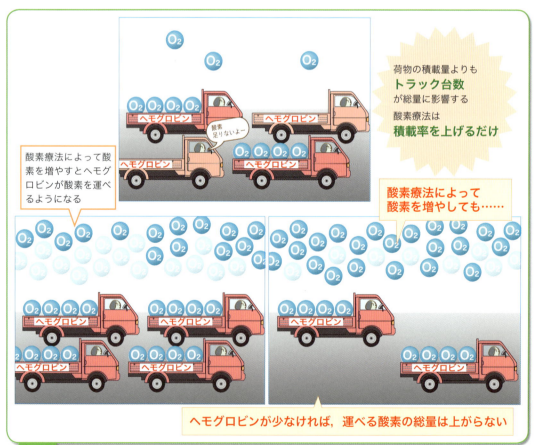

図1　酸素療法をトラックの積荷にたとえると……

- 含量といいます）にもっとも影響を与えるのはトラックの台数（ヘモグロビン値）だということです．いくらSpO_2が高くてもヘモグロビンが少なければ酸欠状態になるので，「SpO_2が100%だから絶対大丈夫！」とはいいきれないわけです．そして，**酸素療法はあくまでトラックへの積載率（酸素飽和度）を増やすだけだということを覚えておきましょう** 図1 ．
- 次に，身体のなかの酸素の動きを，SpO_2以外からも理解してみましょう．さまざまな切り口があると思いますが，私のお勧めは肺胞気酸素分圧（P_AO_2）と酸素摂取量（$\dot{V}O_2$）です．
- 肺胞気酸素分圧（P_AO_2）は，文字通り肺胞内の空気の酸素分圧のことで，健康であれば100 mmHgです．トラックの例に戻れば，酸素分圧は"荷物（酸素）を積む力"のようなイメージです．肺胞と肺毛細血管の間には薄い壁（間質）がありますが，健康な肺では"荷物を積む力"がそのまま壁を伝わっていきます．つまり，肺胞気酸素分圧（P_AO_2）と動脈血酸素分圧（PaO_2）がほぼ等しくなります．ところが，肺炎などによって間質が障害されると，たとえば100の"積む力"が80とか70に減って伝わってしまいます．このように，$P_AO_2 > PaO_2$となることを"拡散障害"といいます．酸素療法は，あくまで肺胞内において"酸素を積む力"を高めているにすぎず，それが肺毛細血管にどの程度伝わるかは間質の状態によるということを覚えておきましょう．
- 酸素摂取量（$\dot{V}O_2$）は，全身に送り出された酸素が肺に帰ってくるまでに摂取（消費）された量を示します．$\dot{V}O_2$は以下の式で求めることができますが[3]，肺に炎症がある場合に過小評価されます[4]．

$$\dot{V}O_2 = 心拍出量 \times 13.4 \times ヘモグロビン \times [動脈血酸素飽和度（SaO_2）- 混合静脈血酸素飽和度（S\bar{v}O_2）]$$

- 循環・呼吸状態が極度に悪化すると$\dot{V}O_2$が低下しはじめます．そのとき細胞は好気性代謝が回らなくなって嫌気性代謝に移行しており，臨床的にはショック状態です．$\dot{V}O_2$を改善するには，①心拍出量の増加，②ヘモグロビン値の是正，③低酸素血症の是正のいずれかが必要になります．
- 少し難しくなってきたでしょうか．より簡単には，"SaO_2と$S\bar{v}O_2$の差"を知ることがお勧めです．SaO_2と$S\bar{v}O_2$の差は，健康であれば25%くらいです（本稿では詳細は省きます）．大雑把にいえば，この差が増大・減少していれば酸素の需要と供給のバランスが崩れている可能性があるため，$\dot{V}O_2$を意識する必要があります．$S\bar{v}O_2$の測定には肺動脈カテーテルを必要としますが，中心静脈カテーテルがあれば$ScvO_2$という近似値を求められます．たまに静脈血ガス分析を行ってみるとよいでしょう．ただし，$ScvO_2$は$S\bar{v}O_2$の完全な代用ではないため，解釈に注意が必要です[5]．
- ちなみに，敗血症は少し厄介です．敗血症では，免疫細胞が活性化にともない酸素を摂取しはじめ$\dot{V}O_2$が著明に増加する[6]一方

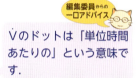

$\dot{V}$のドットは「単位時間あたりの」という意味です．

[3] Ledingham I et al : Overview : Evolution of the concept from Fick to the present day. In "Oxygen Transport : Principles and Practice" Edwards JD et al eds. WB Saunders Co, pp3-20, 1993

[4] Jolliet P et al : Relationship between pulmonary oxygen consumption, lung inflammation, and calculated venous admixture in patients with acute lung injury. Intensive Care Med 22 : 277-85, 1996

[5] Bloos F et al : Venous oximetry. Intensive Care Med 31 : 911-3, 2005

[6] Hurst JK et al : Leukocytic oxygen activation and microbicidal oxidative toxins. Crit Rev Biochem Mol Biol 24 : 271-328, 1989

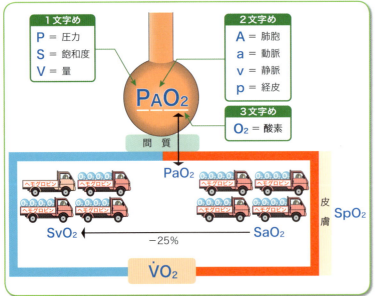

図2 酸素の動きをイメージしよう

　で，好気性代謝のエンジンであるミトコンドリアが障害されるため，酸素や血圧が十分でも多臓器障害が進行する可能性があります[7]．要するに，酸素療法が（血液ガスデータを改善しても）治療として効果的でない可能性があるということです．

● と，ここまで誌面を割いておきながら，臨床でP_AO_2や$\dot{V}O_2$の値がどうこうと議論することはほとんどないと思います（ゴメンナサイ）．これらの計算よりも，その意味を理解して身体のなかの酸素の動きをイメージできることが重要です 図2 ．そして**酸素療法が貢献しうるのは，あくまで動脈血の酸素分圧（荷物を積む力）と酸素飽和度（荷物の積載率）のみ**です．私が肝に銘じているのは，心拍出量やヘモグロビン値，酸素摂取量（$\dot{V}O_2$）が不安定な重症患者においては，"酸素療法を過信することなかれ"ということです．

[7] Singer M：The role of mitochondrial dysfunction in sepsis-induced multi-organ failure. Virulence 5：66-72, 2014

🔍 臨床知2

臨床知2

酸素療法を過信することなかれ

SpO_2 100％だからといって安心できるわけではありません．前述の通り，SpO_2はあくまで全トラック中，どれくらいの割合のトラックが酸素を輸送しているかを示しているにすぎず，トラック総数が実際何台あるのかは保証してくれません．また，十分なトラック台数と積載率を維持していることと，個々の細胞がどれくらい荷物を受け取れるか（酸素をどれくらい摂取できるか）は別の問題です．したがって，呼吸循環状態が安定していない重症患者においては，"酸素療法を過信することなかれ"です．

酸素療法の適応

- 酸素療法を必要とする代表的な病態として"拡散障害"と"肺胞低換気"があります．拡散障害は前述のとおり，肺炎などが原因で$P_AO_2 > P_aO_2$となる病態です．いわゆる"酸素化が悪い"状態で，低酸素血症を生じます．肺胞低換気は，呼吸中枢の抑制や筋弛緩薬の使用による呼吸筋群の運動性低下，下気道への分泌物貯留などが原因で生じます．いわゆる"換気ができない"という状態で，高二酸化炭素血症を呈します．純粋な肺胞低換気で問題となるのは高二酸化炭素血症のみですが，多くの場合，拡散障害も混在しているため，低酸素血症を合併します（いわゆるⅡ型呼吸不全です）．

酸素療法の選択

- 酸素療法にはいくつかの種類がありますが，大まかには酸素流量の高低と陽圧の有無，侵襲性の有無によって分けられます 図3 ．
- 低流量デバイスは経鼻カニューレやフェイスマスクなどで，もっぱら酸素を流すのみです．しかし，デバイスの脇から大気も吸い込みますので，吸入気酸素濃度（F_IO_2）が一定ではありません．ベンチュリーマスクやリザーバーマスクなどの高流量デバイスになると，大気の吸い込みをある程度制御できますから，より安定した濃度の酸素投与が可能となります．肺胞内での"荷物（酸素）を積む力"をひたすら高めるわけですので，拡散障害が良い適応になります．近年，広く普及しつつある高流量鼻カニューレ（high-flow nasal cannula：HFNC）は，若干の呼気終末陽圧（positive end expiratory pressure：PEEP）を付加します．
- 一方，陽圧換気が必要になるのは"肺胞低換気"です．前項で酸素分圧を"荷物を積む力"にたとえましたが，二酸化炭素分圧（$PaCO_2$）もまた"荷物（二酸化炭素）を積む力"とたとえられ

> **編集委員からの一口アドバイス**
> HFNCのPEEPは口の開閉で変わり，かつ任意に設定できるものではありません．
> 疾患や状態において少量・不安定なPEEPでも効果を得られる場合がありますが，きちんとしたPEEP管理が必要な場合は，すみやかに陽圧換気にする必要があります．

[8] Parke RL et al：The effects of flow on airway pressure during nasal high-flow oxygen therapy. Respir Care 56：1151-5, 2011

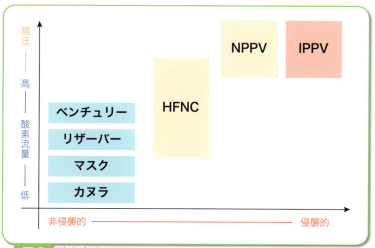

図3 酸素療法の種類

ます．じつは"O_2 を積む力"よりも"CO_2 を積む力"のほうが約20倍も速く間質を伝わります．ですから，いかに肺胞を膨らませてガス交換できる面積を増やすかが大事になります．

- 陽圧換気を可能にしてくれるのが人工呼吸器です．侵襲性，つまり挿管の有無によって侵襲的陽圧換気（invasive positive pressure ventilation：IPPV）と非侵襲的陽圧換気（non-invasive positive pressure ventilation：NPPV）に分けられます．厳密な呼吸循環管理が必要となる場合や，意識障害などによって気道閉塞のリスクがある場合にIPPVが適応になります．患者の意識が清明で気道を維持できるのであれば，NPPVが適応となります（ただし，多少リークがあるため精度が劣ります）．

臨床知3　原因を見きわめて酸素療法を選択しよう

以上をまとめると，酸素療法の選択は"酸素が必要か（低酸素血症か）""陽圧が必要か（高二酸化炭素血症か）""気道の確保は必要か（挿管すべきか）"という問いへの答えによって自ずと決まってくると思われます．酸素療法を必要とする原因を見きわめることで，患者へ無用な負担を強いることがないようにしましょう．

エビデンス1

HFNCのエビデンス

酸素療法に関するエビデンスとしては，HFNCの立ち位置がどんどん向上している流れがあります．FratらがⅠ型呼吸不全患者を対象にした多施設ランダム化比較試験では，HFNCはフェイスマスクやNPPVと比べて挿管率が変わらず，90日死亡率も低いという結果でした[9]．Zhaoらのメタ解析においても，HFNCは負のアウトカムを増加させないと結論づけています[10]．アウトカムが変わらないのであれば，患者にとって少しでも快適な酸素療法を選択して安全・安楽な療養を継続できるようにしたいですね．

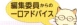

HFNCはNPPVと比較されやすく，快適性などから使用頻度が高まっていますが，HFNCを継続すべきか否か，つまり呼吸状態の良し悪しを常に観察・評価することが重要です．

[9] Frat JP et al：High-flow oxygen through nasal cannula in acute hypoxemic respiratory failure. N Engl J Med 372：2185-96, 2015
（エビデンスレベルⅡ）

[10] Zhao H et al：High-flow nasal cannula oxygen therapy is superior to conventional oxygen therapy but not to noninvasive mechanical ventilation on intubation rate：a systematic review and meta-analysis. Crit Care 21：184, 2017
（エビデンスレベルⅠ）

酸素療法の功罪

- 酸素は人間にとって必要不可欠ですし，なんとなく酸素を吸っていれば（患者も医療者も）安心感があると思います．しかし，酸素は人体に有害となる場合があります．ここで大切な疑問は2つです．1つめは"SpO_2 は高ければ高いほどよいのか？"，2つめは"低酸素血症がない人への酸素投与は必要か？"です．

エビデンス2

SpO₂は高ければ高いほどよいのか？

まずは1つめの疑問ですが、これは決着がついているといってよいでしょう。2008年にde Jongeらは、ICU患者においてPaO₂＜67 mmHgとPaO₂＞123 mmHgで死亡率が高い（U字曲線型となる）ことを報告しています[11]。高酸素血症は活性酸素を産生し、それに続いて血管収縮や細胞死をひき起こしますが[12]、なかでも重要なのは心臓、脳、肺への影響です。高酸素血症は冠動脈を収縮させて冠血流量を減少させたり、心筋の酸素消費を抑制します[13]。急性心筋梗塞により心肺停止に陥った患者では、高酸素血症（PaO₂＞300 mmHg）と死亡率との関連が示されていますし[14]、SpO₂＞94％を維持している急性心筋梗塞患者への酸素投与は再梗塞や不整脈を増加させることが明らかになっています[15]。

脳に対する高酸素血症は意見が分かれています。高酸素血症にともなう血管収縮は頭蓋内圧を低下させますが、一方で脳細胞の興奮毒性はPaO₂＞150 mmHgで増大します[16]。くも膜下出血患者において、PaO₂＞170 mmHgの管理が遅発性脳虚血の増加や3ヵ月後のmodified Rankin Scaleの低下と関連するという報告[17]がある一方で、PaO₂＞150 mmHgでの管理でも3ヵ月後の神経所見や死亡率は変わらないとする報告[18]もあります。

肺に対する高酸素血症の悪影響については、動物を対象にした研究が圧倒的に多いです。人間を対象にした研究では、気管支炎[19]や急性呼吸窮迫症候群（Acute Respiratory Distress Syndrome：ARDS）のような炎症性変化[20]を起こすことが示唆されています。

では、どの程度のPaO₂やSpO₂を目標にすればよいのかというと、疾患別にエビデンスを蓄積中というのが現実です。私見ですが、臓器別で影響の良し悪しがあったとしても、だからといって多臓器障害を許容してよいわけではないので、結局はPaO₂を100 mmHg前後に維持するべきだろうと考えています。

[11] de Jonge E et al：Association between administered oxygen, arterial partial oxygen pressure and mortality in mechanically ventilated intensive care unit patients. Crit Care 12：R156, 2008

[12] Vincent J et al：Harmful effects of hyperoxia in postcardiac arrest, sepsis, traumatic brain injury, or stroke：the importance of individualized oxygen therapy in critically ill patients. Can Respir J, 2017：2834956, 2017

[13] Farquhar H et al：Systematic review of studies of the effect of hyperoxia on coronary blood flow. Am Heart J 158：371-7, 2009

[14] Elmer J et al：The association between hyperoxia and patient outcomes after cardiac arrest：analysis of a high-resolution database. Intensive Care Med 41：49-57, 2015

[15] Stub D et al：Air Versus Oxygen in ST-Segment-Elevation Myocardial Infarction. Circulation 131：2143-50, 2015

[16] Quintard H et al：Normobaric hyperoxia is associated with increased cerebral excitotoxicity after severe traumatic brain injury. Neurocrit care 22：243-50, 2015

[17] Jeon SB et al：Hyperoxia may be related to delayed cerebral ischemia and poor outcome after subarachnoid haemorrhage. J Neurol Neurosurg Psychiatry 85：1301-7, 2014

[18] Lång M et al：Early moderate hyperoxemia does not predict outcome after aneurysmal subarachnoid hemorrhage. Neurosurgery 78：540-5, 2016

[19] Lodato RF：Oxygen toxicity. Crit Care Clin 6：749-65, 1990

[20] Barber RE et al：Oxygen toxicity in man：a prospective study in patients with irreversible brain damage. N Engl J Med 283：1478-84, 1970

エビデンス3

低酸素血症がない人への酸素投与は必要か？

次に2つめの疑問ですが、こちらは疾患によって決着がつきはじめています。たとえば、Hoffmannらは急性心筋梗塞疑いでSpO₂が90％未満ではない患者を対象に、酸素投与群（6 L/分マスク）と非酸素投与群とに分けてランダム化比較

試験を行いましたが，1年以内の死亡率や再入院率に有意な差はみとめませんでした[21]．これによって，低酸素血症をともなわない心筋梗塞患者へのルーチンでの酸素投与は不要という見解が広まっていくように思います．

他の疾患については是非が分かれており，ルーチンでの酸素投与に決着をつけられるほどのエビデンスを見つけられませんでしたが，今後は同じようなエビデンスが出てくるかもしれません．要するに，"ルーチンケア"というものはときどき考え直さなくてはならないということですね．

[21] Hofmann R et al：Oxygen therapy in suspected acute myocardial infarction. N Engl J Med 377：1240-9, 2017
（エビデンスレベルⅡ）

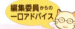

医療分野においては，病院施設，在宅医療など，さまざまな場面で医療用ガスが利用されており，あたかも電気，ガス，水道などのライフラインと同じ感覚で使われているといっても過言ではありません．その医療用ガスは〈高圧ガス保安法〉および〈薬事法〉でその取り扱いが規制されています．それぞれの医療用ガスの物性は異なっており，その取り扱いを誤ると重大な事故をひき起こします．看護領域における医療用ガスにまつわる事故のなかでは，「酸素ボンベ残量の管理」に関連した事例がもっとも多くなっています．また，「人工呼吸器や酸素療法デバイスに関連した医療ガス供給」に関連した事例も報告されています．

日常の一部として簡単に使っている医療用ガスは，ひとたび操作を誤ると医療サービスを受ける人々はもちろんのこと，事故の原因によっては医療従事者も含めて生命を失うほどの取り返しのつかない結果となってしまいます．

過去，医療用ガスに関連した事故がもっとも多く発生した場所は「病院施設の病棟領域」であり，そのなかでも「クリティカルケア部門」に高頻度にみられ，それは「患者の搬送・移動」に関連して起こっていたという報告があります（石川雅彦：医機学 84(3)，2014）．その原因の多くは，点検・確認不足，思い込み，知識不足，伝達不足などをはじめとした，いわゆる"ヒューマンエラー"が示されています．

医療用ガスに関連した事故事例の発生が起きぬようにするには，個人の努力による側面も重要ですが，事故事例の背景にある根本的原因を探り，再発対策を立案，実施し，関係職種で共有できるシステム整備と評価が不可欠でしょう．

しかし，いずれにせよ医療用ガスとそのデバイスに関わる知識や技術について，基礎教育では学ぶ機会が少ないことは大きな課題であり，臨床での教育がきわめて重要であると考えます．

Ⅱ．呼吸管理の疑問を解決しよう！

人工呼吸モードの適応と課題
～量制御か圧制御の分類でモードのポイントを押さえましょう！～

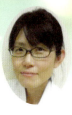

東京ベイ・浦安市川医療センター
（集中ケア認定看護師，米国呼吸療法士）戎　初代（えびす　はつよ）

エビデンス & 臨床知

エビデンス
- ☑ VCV，PCV のどちらがよいかは結論が出ていない．
- ☑ PCV の設定方法や管理方法には，深い知識が必要である．

臨床知
- ☑ VCV と PCV も，数値のみではなく，「気道抵抗」と「肺コンプライアンス」をモニタリングすることが重要なポイントである．
- ☑ 重症喘息患者の管理は，筆者の場合 VCV のほうが管理しやすい．

はじめに

- 現代にはさまざまな人工呼吸器が存在し，急性期医療に使用される機種に限局しただけでも 5 社以上の人工呼吸器を思い浮かべることができます．人工呼吸器を学習するうえで（説明するうえでも），もっとも複雑化させているのは，各機種がモードとそれらに付加できる機能が統一されていない点といえるかもしれません．こんなに複雑に作られている機械を，いったい誰が安全に操作できる（使いこなせる）のか，と筆者はいつも疑問に思っています．

- 本項では，それら複雑な各機種の細かい機能はいったんどこかに投げおいて，「量制御換気（Volume target, Volume regulated, VCV：Volume Control Ventilation）」と「圧制御換気（Pressure target, Pressure regulated, PCV：Pressure Control Ventilation）」という 2 つのくくりと，「圧制御式量調節換気（Dual control mode, PRVC：Pressure Regulated Volume Control）」の 3 つにわけて，モードの適応と課題を考えていきたいと思います．

編集委員からの一口アドバイス

人工呼吸器の進化には，目まぐるしいものがあり，古くなって使われなくなったモードもある一方で，新しいモードが開発されています．そして，多くの用語が使われ，とても紛らわしいことに，同じモードでもメーカーによって呼び方が違ったりします．この状況で，その人工呼吸器のモードや換気サポートの種類などの特徴を細かく理解し，実際の人工呼吸管理中にモードを選択し，その評価をするには，かなり勉強しないと簡単にはわかりませんよね．

著者プロフィール（戎　初代）
国立中津病院附属看護学校，聖徳大学 文学部 英米文化学科，Boise State University Department of Respiratory Care（米国 アイダホ州）
米国呼吸療法士（アメリカ国家資格）取得，集中ケア認定看護師 2 回目更新
2016 年 9 月より東京ベイ・浦安市川医療センターへ勤務

量制御換気(Volume target, Volume regulated, VCV：Volume Control Ventilation)

- 一回換気量を決めて換気を行う場合，代表的な機種では，表1 のようなモードを選択することになります．いずれの機種も，換気量をダイレクトに人工呼吸器に入力し，その換気量が得られるようにガスが送り込まれます（陽圧）．
- そのため，気道抵抗上昇が起こった場合は，ガスが入りにくくなる状況で換気量の維持を図ろうとするため，最高気道内圧（プラトー圧は変化しない）が上昇します．同じく，肺コンプライアンスが低下した場合にも，ガスが入りにくくなる状況で同じ換気量を送り込もうとしますので，最高気道内圧が上昇（プラトー圧も上昇）します．
- これらとは逆に，気道抵抗が低下する場合や，肺コンプライアンスが上昇する場合は，最高気道内圧が低下します．
- 当たり前ですが，量制御換気の場合は，一回換気量が設定どおり（数mL～数十mLの誤差はあります）に送られるため，一回換気量のモニタリングでは数値の変化はほとんどありません．そのため，ダイレクトにモニタリングを行うのは，最高気道内圧（併せてプラトー圧）の変化であり，その変化によって気道抵抗や肺コンプライアンスの状況を評価することになります　表2．

> **編集委員からの一口アドバイス**
> 肺コンプライアンスとは肺の膨らみやすさのことです．肺が線維化するなど硬くなる疾患では，肺のコンプライアンスは低下します．

表1 代表的な機種における量制御換気モード

規定もしくは調整・設定	機種				
	Avea	XL	V500	Servo-i	PB840
換気量規定		CMV	VC-CMV		
	Volume-AC	CMV+trigger	VC-AC	Volume Control	VC/AC
	Volume-SIMV	SIMV	VC-SIMV	SIMV（Vol.Contr.）+Pressure Support	VC/SIMV
		MMV	VC-MMV		

表2 量制御換気のモニタリング（肺コンプライアンス，気道抵抗）

	量制御換気
モニタリング	最高気道内圧の変化 プラトー圧の変化
肺コンプライアンスの低下	最高気道内圧の上昇 プラトー圧の上昇
気道抵抗の上昇	最高気道内圧の上昇

臨床知 1　重症喘息患者ではVCVのほうが管理しやすい

筆者が，重症の喘息患者（肺実質の問題がない場合）を管理する場合，PCVよりもVCVを選択するほうが管理しやすいというイメージをもっています．重症の喘息患者の場合には，気道抵抗が問題になっているだけであり，肺にかかるプラトー圧が問題になっていることはほとんどのケースでみられません．PCVを使用すると気道を通過するための圧に吸気圧のほとんどが使用され，換気量に関係する圧は少ないため必然的に一回換気量は少なくなってしまいます．その得られる一回換気量で二酸化炭素の問題が解決できるのであればよいのですが，大抵の場合，呼気時間を長く取らなくてはならない影響で呼吸回数は増やせないため，効率的に二酸化炭素を吐かせることは難しい状況となります．VCVの場合は，ご存知のように一回換気量は保つことができます．超急性期に最高気道内圧は高くなるものの，プラトー圧は問題がないため，肺自体に最高気道内圧が直接悪さをしているとはいえない状況です．気道抵抗が改善するとともに最高気道内圧が下がってくる経過は，治療が奏功して気道の状態が回復していることをモニタリングしやすい点でも，PCVに比べモニタリングする側としてはVCVを選択したくなります．

そのほか，VCVを一時的に使用するケースは，深鎮静もしくは筋弛緩薬を使用した場合に，肺のメカニクス（気道抵抗，肺コンプライアンス）を確認したいときです．とくに気管挿管を行った時点で，気道抵抗と肺コンプライアンスを測定しておくことは，その後の患者の状態評価に使用できます．

- 量制御換気を使用している場合，呼吸仕事量の増加につながるような設定になっていてはいけないため，以下の4点を気にかけてモニタリングするようにしましょう．

①一回換気量がとても多すぎる場合（気道内圧─時間波形上での吸気終末にスパイク波形，P-Vループでビーキング），もしくは少なすぎる場合（気道内圧─時間波形上でのサギング波形）がないか
②吸気流量が，患者の欲する流量になっているか否か（気道内圧─時間波形上でのサギング波形，患者の吸気努力が強い場合）
③吸気時間を設定できる機種の場合，吸気時間がとても短いか，長すぎるか
④患者自身が吸いにくさを感じていないか（意識がある場合）

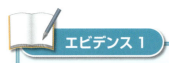

VCV vs PCV どちらがよいか

VCVがよいのかPCVがよいのか，いまだ結論は出ていません[1][2]．患者の状態にもよりますが，モニタリングの方法によっては同じように管理することができると筆者も考えています．どんなモードでも，使い方を知っている医師らと管理することが安全に管理できる一歩なのだと思います．流行となっているモードに左右されることなく，患者の状態に沿ったモードや設定調整ができるように「管理の方法」までも学ぶことが，そのモードを安全に扱うことになるということはいうまでもありません．

[1] Chacko B et al：Pressure-controlled versus volume-controlled ventilation for acute respiratory failure due to acute lung injury（ALI）or acute respiratory distress syndrome（ARDS）．Cochrane Database of Syst Rev 2015, Issue 1：CD008807

[2] Rittayamai N et al：Pressure-Controlled vs Volume-Controlled Ventilation in Acute Respiratory Failure：A Physiology-Based Narrative and Systematic Review. Chest 148（2）：340-55, 2015

圧制御換気（Pressure target, Pressure regulated, PCV：Pressure Control Ventilation）

- 吸気圧（換気圧）を決めて換気を行う場合，代表的な機種では，表3のようなモードを選択することになります．いずれの機種も，吸気圧（換気圧）をダイレクトに人工呼吸器に入力し，その吸気圧が得られるようにガスが送り込まれます（陽圧）．
- そのため，気道抵抗上昇が起こった場合は，設定していた換気圧は気道を通り抜けるための圧が必要になるため，肺の中に到達する圧が減ってしまうことで一回換気量が低下することになります．同じく，肺コンプライアンスが低下した場合にも，ガスが入りにくくなる状況（同じ設定圧では肺を膨らませにくい状況）になりますので，一回換気量が低下することになります．
- これらとは逆に，気道抵抗が低下する場合や，肺コンプライアンスが上昇する場合は，換気量が増加します．当たり前ですが，圧制御換気の場合は，吸気圧（換気圧）が設定どおりに送られるため，最高気道内圧のモニタリングでは数値の変化はほとんどあり

表3 代表的な機種における圧制御換気モード

規定もしくは調整・設定	機種				
	Avea	XL	V500	Servo-i	PB840
圧規定			PC-CMV		
	Pressure-AC	PCV+/Assist	PC-AC	Pressure Control	PC/AC
	Pressure-SIMV	PCV+	PC-SIMV+（no VG）	SIMV（Press.Contr.）+Pressure Support	PC/SIMV
			PC-SIMV		
	（CPAP/PS）	（CPAP/Psupp）	PC-PSV	（PS/CPAP）	
	APRV/Biphasic	APRV	PC-APRV	Bi-Vent	BiLevel

表4 圧制御換気のモニタリング（肺コンプライアンス，気道抵抗）

	圧制御換気
モニタリング	一回換気量の変化
肺コンプライアンスの低下	一回換気量の低下
気道抵抗の上昇	一回換気量の低下

ません.

- 一般的に聞きなれないかもしれませんが，表3に示してあるように，プレッシャーサポート換気，BiLevel，APRVも圧制御換気のくくりに入ります．ですから，私たちがダイレクトにモニタリングする数値は一回換気量の変化であり，その変化から気道抵抗や肺コンプライアンスの状況を間接的に評価することになります **表4** .

- 筆者がPCVの使用を推奨する場面は，患者の吸気が確認されVCVでは管理困難なケースの場合です．VCVありきでの話ではなく，VCVを使用していた場合というケースです．もちろん，最初からPCVを使用するケースが多いですが，気管挿管した直後は，必ずVCVの設定で気道抵抗と肺コンプライアンスを確認するようにしています．圧制御にも，吸気時間を設定するもの（A/C，SIMV）や，吸気時間は患者自身で決められるもの（PS）があり，吸気時間設定が患者にとって呼吸仕事量を増す原因と判断されれば，吸気時間設定のないPS設定にすることもあります．ケースバイケースであるため，一概に「どの状態でこのモードが適切である」といえないことはご理解いただきたいところです．

- 圧制御換気の分類にあるモードを使用する場合に一つだけいえることは，設定の調整方法を知らないまま用いることは，患者にとって不利益をまねきかねないということです．少し学習して聞いたことのあるモードだからといって使用するというのは，考えものです．もし，ふだん使用したことのないモードであれば，患者に使用する前にテストラングで作動を試すか，自身で換気を試せるのであれば試してから患者に用いるという方法をお勧めします．

- 圧制御換気を使用している場合，呼吸仕事量の増加につながるような設定になっていてはいけないため，以下の3点を気にかけてモニタリングするようにしましょう．

①圧設定が高すぎることはないか，低すぎることはないか（患者の吸気様式を確認し，ガスの勢いで身体が後ろへ反れるくらいの吸わされ方がないか，換気量が過剰もしくは少なすぎることはないか）
②吸気時間が短すぎないか，長すぎないか（流量―時間波形で，吸気から呼気へ移る場合に，流量ゼロまで吸気波形が戻っているか[1]，流量ゼロまで戻ってしばらくゼロの時間[2]がないか）
③患者自身が吸いにくさを感じていないか（意識がある場合）

[1] 戻る手前で吸気が終わっていないかを確認する．

[2] コンマ数秒でもあれば要注意．

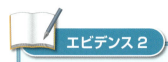

エビデンス2

PCV管理には深い知識が必要

圧制御換気、とくにPCVでは、モードの設定項目を知っているというだけでは、患者の状態に合わせて安全に安楽に管理できるわけではありません。PCV管理が多くなった20年ほど前から今まで、患者の状態変化に合わせてどのように調整していくことが必要なのかを示した日本語論文はありませんでした。今年の1月に筆者の卒業大学であるBoise State Universityの呼吸療法学科教授らが、PCVの管理方法について投稿論文として発表しました[3]。それをご覧いただけるとわかるように、PCV管理を行う場合には理解しておかなくてはならない知識がたくさんあるということがのみこめると思います。

[3] Ashworth L et al：Clinical management of pressure control ventilation：An algorithmic method of patient ventilatory management to address "Forgotten but Important Variables". J Crit Care 43：169-82, 2018

圧制御式量調節換気（Dual control mode, PRVC：Pressure Regulated Volume Control）

● 表5 のように、圧制御式量調節換気も、さまざまな機種で使用することが可能です。各機種では、モードとして直接選択できるものと、量制御換気に追加設定（機種によりVsyncやAutoFlow®）するものや、圧制御換気に追加設定（機種によるが、Volume Guarantee）する間接的なものがあります。直接モードを選択できるものであれば、人工呼吸器を管理する医療職すべてがそれを認識しやすいですが、間接的な設定を行う機種であれば、量制御だと思っていて実はPRVCだった、圧制御だと思っていて実はPRVCだったということが起こりえますので、使用対象や環境については、このモードの利点や欠点も含め理解をしている者が使

表5 代表的な機種における圧制御式量調整換気モード

規定もしくは調整・設定		機種				
		Avea	XL	V500	Servo-i	PB840
圧制御の量調整	両機能型（直接設定）	PRVC-AC			PRVC	VC＋（A/C）
		PRVC-SIMV			SIMV（PRVC）＋Pressure Support	VC＋（SIMV）
	間接的な両機能型		CMV＋AutoFlow	PC-CMV＋VG		
		Volume-AC＋Vsync	CMV＋AutoFlow＋trigger	PC-AC＋VG		
		Volume-SIMV＋Vsync	SIMV＋AutoFlow	PC-SIMV＋VG		
				PC-PSV＋VG		
			MMV＋AutoFlow			

表6 圧制御式量調節換気モニタリング（肺コンプライアンス，気道抵抗）

	圧制御式量調節換気	
モニタリング	最高気道内圧の変化 プラトー圧の変化 一回換気量の変化	
肺コンプライアンスの低下	最高気道内圧の上昇 プラトー圧の上昇	一回換気量の低下→換気圧の上昇とともに設定換気量へ近づく
気道抵抗の上昇	最高気道内圧の上昇	

最近は ASV：adaptive servo-ventilation（適応補助換気）のように，患者の呼吸パターンを学習し，自動的に適切な陽圧で呼吸をサポートする（患者の呼吸が弱くなる，あるいは止まると，適切にサポートする）モードも誕生しています．患者の呼吸状態を人工呼吸器が学習するため，最適な換気状況を保てます．とはいえ，人工呼吸器を装着している患者を支援する看護師の目線は，どこに向いていればよいのかを理解していることが，もっとも重要です．たとえば，①自発呼吸運動は正常な呼吸パターンか否か，②補助のレベルはどの程度か，③補助すれば正常に近づくか，④呼吸中枢は正常か，⑤循環・腎機能は維持されているか，⑥呼吸仕事量が増加して循環系のストレス（負担）になっていないか，⑦精神状態は概ね正常か，⑧自発呼吸が不安定であれば自発呼吸を利用しないなどが挙げられます．要するに，自発呼吸かそうでないのかによって選択されるモードが異なります．

用する必要があることなど，十分な配慮が必要です．

- この換気設定では，換気圧も制御しつつ，一回換気量も保証できるように調整します．一回換気量を保証するために，圧を少しずつ変化させ，設定した一回換気量を得るために必要な最低換気圧を，人工呼吸器自体で自動調整する換気です．一見都合のよい換気モードのように思いがちですが，モニタリングしなくてはならない数値が，量制御や圧制御のときの2倍になります．つまり量制御や圧制御ではどちらか一方でよかった最高気道内圧と一回換気量について，その両方に注意しなくてはなりません 表6．

- 気道抵抗の変化や肺コンプライアンスの状態は，一般的には評価しにくく（熟知している人にとってはモニタリングに難しさはありませんが），アラーム設定の考え方にも難しさがあります．また，医原性に気道抵抗の上昇を作ることがあった場合，人工呼吸器にとっては患者の問題と認識され，換気圧をどんどん上昇させることがあります．その後に，高まっていた気道抵抗が何かの拍子に解除されたときに過剰な換気圧が患者に提供され，予期しない過剰な圧換気が行われることになるリスクは，量制御式よりも高いかもしれません．

臨床知2　気道抵抗と肺コンプライアンスを把握することが大切

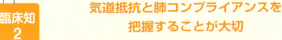

量制御，圧制御のいずれの設定の場合でも，数値だけであれば，専門職でなくてもモニタリングすることはできます．人工呼吸管理を行っている患者をモニタリングするということは，ただの数値を観察するのではなく，数値から「気道抵抗」と「肺コンプライアンス」の状況を把握するというのが，重要なポイントになります．

参考文献

1) Branson RD et al：What is the evidence base for the newer ventilation modes? Respir Care 49（7）：742-60, 2004
2) MacIntyre NR：Patient-ventilator interactions：optimizing conventional ventilation modes. Respir Care 56（1）：73-84, 2011

Ⅱ. 呼吸管理の疑問を解決しよう！

人工呼吸器からの離脱方法とは？
~活かすも，捨てるもあなた次第！ 人工呼吸器離脱プロトコルの活用術~

福岡赤十字病院 ICU/CCU
（集中ケア認定看護師）
白坂 雅子（しらさか まさこ）

エビデンス & 臨床知

エビデンス
- ☑ SBT の評価は 30 分後に行い，成功か否かの判断は多職種で慎重に検討する．
- ☑ 患者の呼吸筋力を温存するため，SBT は 120 分以上継続しない，1 日 1 回が原則である．

臨床知
- ☑ SBT を成功させるためには，他職種とのスケジュール調整が重要である．
- ☑ SBT を正確に評価するために，SAT の成功は欠かせない．

はじめに

- 機械換気や気管チューブなどのデバイスは，場合によって患者の呼吸機能に弊害をもたらし，その予後を脅かします．この弊害から患者を守る唯一の手段は，人工呼吸器からの早期離脱です．

- しかし，機械換気を中断するためには，さまざまな条件を揃える必要があります．たとえば，機械換気を必要としていた原疾患が改善している必要がありますし，機械換気の補助を必要としない呼吸機能を維持できていないといけません．また，人工呼吸器の離脱は生体内外に大きな変化をもたらすため，危険をともないます．万一の場合に備え，人員確保などの体制も整えておく必要があります．そのためには，多職種で連携し，患者により良い人工呼吸器離脱を構築する必要があります．

- わが国の医療施設はさまざまな背景をもっています．よって施設背景を踏まえた人工呼吸器離脱の標準化が必要です．本稿で解説する 3 学会合同人工呼吸器離脱プロトコルは，これらの標準化を支える手順書です．

著者プロフィール（白坂雅子）

九州大学病院，福岡和白病院，日本赤十字九州国際看護大学看護教育継続センター救急看護認定看護師教育課程専任教員，西南女学院大学看護キャリア支援センター認定看護師教育課程「集中ケア」専任教員，2016 年より現職
2007 年 集中ケア認定看護師資格取得，2014 年 山口大学大学院医学系研究科保健学専攻博士前期課程修了

もっとも有効な人工呼吸器からの離脱方法

- 現時点でもっとも推奨されている人工呼吸器からの離脱方法は，SBT（spontaneous breathing trial：自発呼吸トライアル）です．SBTとは，人工呼吸による補助がない状態に患者が耐えられるかどうかを確認するための試験です．一定の基準 表1 に適合した患

[1] 日本集中治療医学会，日本呼吸療法学会，日本クリティカルケア看護学会：3学会合同人工呼吸器離脱プロトコル
https://www.jsicm.org/pdf/kokyuki_ridatsu1503b.pdf（2018.8参照）

表1　SBT開始安全基準

大項目	評価項目	評価
①酸素化が十分である	$FiO_2≦0.5$ かつ $PEEP≦8 cmH_2O$ のもとで $SpO_2>90\%$	
②血行動態が安定している	急性の心筋虚血，重篤な不整脈がない	
	心拍数≦140 bpm	
	昇圧薬の使用について少量は容認する（DOA≦5 µg/kg/分，DOB≦5 µg/kg/分，NAD≦0.05 µg/kg/分）	
③十分な吸気努力がある	一回換気量>5 mL/kg，分時換気量<15 L/分	
	Rapid shallow breathing index（1分間の呼吸回数/一回換気量[L]）<105回/分/L	
	呼吸性アシドーシスがない（pH>7.25）	
④異常呼吸パターンを認めない	呼吸補助筋の過剰な使用がない	
	シーソー呼吸（奇異性呼吸）がない	
⑤全身状態が安定している	発熱がない	
	重篤な電解質異常を認めない	
	重篤な貧血を認めない	
	重篤な体液過剰を認めない	

原疾患の改善を認め，①〜⑤をクリアした場合にSBTを行う．それ以外はSBTを行う準備ができていないと判断し，原因を同定，対策を講じたうえで翌日再評価する．

（文献[1]より引用）

表2　SBT成功基準

評価項目	評価
呼吸数<30回/分	
開始前と比べて明らかな酸素化の低下がない（たとえば，$SpO_2≧94\%$，$PaO_2≧70 mmHg$）	
心拍数<140 bpm，新たな不整脈や心筋虚血の徴候がない	
過度の血圧上昇を認めない	
呼吸窮迫の徴候を認めない（SBT前の状態と比較する） ①呼吸補助筋の過剰な使用がない ②シーソー呼吸（奇異性呼吸） ③冷汗 ④重度の呼吸困難，不安感，不穏状態	

成功基準の評価はSBT開始30分後から120分までに行うことを原則とする（2時間以上継続しない！）．耐えられないと判断されれば，元の換気設定に戻し翌日再評価する．原則，SBTは1日1回とする．

（文献[1]より引用）

者に対し，FiO₂ 0.5 以下で CPAP（PS 5 cmH₂O，PEEP 5 cmH₂O）もしくは T ピースへ変更し，30 分後に成功基準 表2 をもとに呼吸状態を評価し，適合した場合に抜管を考慮します[1]．逆に，SBT の負荷に患者の呼吸状態が耐えられない，つまり**不適合と判断された場合は，ただちに，SBT 前の設定（強制換気）に戻し，翌日に改めて再評価します**．

- SBT の有用性は，1995 年の Esteban ら[2] の RCT で示されています．これは，離脱の方法として，換気回数や圧補助を徐々に減じる段階的な離脱の方法と SBT を比較しています．結果は SBT のほうが，離脱期間が短く，成功率も高く，再挿管率も低かったとされています．この論文以降に SBT の有用性を覆す報告は見あたりません．

- わが国でも，近年ようやく，SBT が主流となってきました．離脱の最初のステップに換気回数を下げる場面を見なくなったことは嬉しいかぎりですが，長々と SBT を継続している場面はしばしばみられます．段階的な離脱方法は患者にとって何のメリットもありません．**SBT は「120 分まで」という時間制限が設けられていることにこそメリットがある**ことを認識し，実践することが重要です．

エビデンス 1

[2] Esteban A et al：A comparison of four methods of weaning patients from mechanical ventilation. N Engl J Med 332（6）：345-50, 1995
（エビデンスレベルⅡ）

臨床知 1

編集委員からの一口アドバイス

SBT「120 分まで」は，120 分以内であれば安全というわけではありません．120 分以内であっても，さらには 30 分以内であっても，患者が耐えられなければ，すみやかに SBT 前の条件設定に戻します．

[3] Lathi F et al：Pattern of recovery from diaphragmatic fatigue over 24 hours. J Appl Physiol 79（2）：539-46, 1995
（エビデンスレベルⅡ）

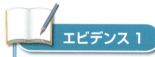

SBT は 1 日 1 回が原則

SBT は 1 日 1 回が原則です．この背景には無駄に SBT を引き延ばした結果，呼吸筋が疲労する事態を避ける目的があります．疲労した呼吸筋が回復するためには 24 時間以上を要するとされています[3]．また，1 日 1 回の SBT を行った場合でも，2 回以上行った場合でも離脱に要した時間，離脱の成功，再挿管率は変わらなかったとされています[2]．そもそも，重症患者は強制換気によって呼吸筋が萎縮している可能性があり，予備能力が少ないため，負荷は最小限にすることが大切です．

臨床知 1

より安全な SBT の実施のために，計画性を重視しよう！

わが国は各科の主治医がそのまま ICU での治療に携わる Open-ICU が多数を占めます．外来業務に加え，病棟患者も担当している医師が，タイムリーに対応することは容易ではありません．また，休日や夜間など，人員が不足する時間帯に安全性を考慮し，抜管を翌日に延ばすこともめず

らしいことではありません．つまり，医療者側の理由で抜管ができないという現状が存在します．しかし，いずれの場合も，**120分以上，SBTを継続しないことが原則**です．
ここで重要なことは計画性です．改善がみとめられ抜管ができそうだからといって，医師を含めた他職種との調整をせずに離脱を進めてはいけません．強制換気は患者にとって不利益になる場合があります．つまり，計画性のない離脱プロセスは呼吸筋を疲弊させる可能性があります．抜管ができそうだなと感じたら，まずは医師および他職種とタイムスケジュールを調整しましょう．

エビデンス2

30分と120分の根拠は？

SBT開始後の評価は30分後でよいとされています．これは，SBTの実施時間30分と120分を比較した結果，SBT成功，再挿管率，死亡率に差がなかったためです[4]．SBTはストレス耐性テストであるため，患者への負荷は避けられません．重症患者にとってこの負荷は決して軽視できるものではありません．短くてよいのであればそのほうがよいはずです．
しかしながら，その後の論文でSBTに成功した患者と，失敗した患者のいずれも，SBT開始後から30分までは呼吸変数（呼吸回数の増加，一回換気量の減少，RSBIの増加）に変化が少ないとの報告があります[5]．つまり，30分の時点での評価とそれ以降での評価でSBTの成否が変わる可能性があるということです．ただ，この論文は単一施設での検討であり，少ない患者数で比較しているため，エビデンスレベルは低いと推察しますが，今までの臨床経験を振り返れば無視はできません．
ここで気になるのが，120分まで様子を見るべきか否かですが，SBTの時間が延長すればするほど，呼吸筋への負荷は増大します．30分後の評価を慎重に行い，多職種で十分に検討し結果を出すことが最良の判断につながると思います．

[4] Perren A et al：Protocol-directed weaning from mechanical ventilation：Clinical outcome in patients randomized for a 30-min or 120-min trial with pressure support ventilation. Intensive Care Med 28（8）：1058-63, 2002
（エビデンスレベルⅡ）

[5] Figueroa-Casas JB et al：Changes in breathing variables during a 30-minute spontaneous breathing trial. Respir Care 60（2）：155-61, 2015
（エビデンスレベルⅣ）

円滑な離脱に向けて患者を目覚めさせよ！

- SBTを成功させるためにもう一つ必要なことは，患者が覚醒していることです．この覚醒はただ意識清明であればよいというわけではありません．現状を認識し，これから迎えるSBTと抜管に対し，患者自らが準備性を高められることが理想的です．

表3　SAT開始安全基準

以下の状態にないことを確認する．基準に該当する場合はSATを見合わせる．

評価項目	評価
興奮状態が持続し，鎮静薬の投与量が増加している	
筋弛緩薬を使用している	
24時間以内の新たな不整脈や心筋虚血の徴候	
痙攣，アルコール離脱症状のため鎮静薬を持続投与中	
頭蓋内圧の上昇	
SAT中止とする医師の指示	

（文献1より引用）

表4　SAT成功基準

①②ともにクリアできた場合を「適合」，できない場合は「不適合」として翌日再評価する

大項目	評価項目	評価
①RASS －1～0	口頭指示で開眼や動作が容易に可能である	
②鎮静薬を中止して30分以上過ぎても，右記の状態とならない	興奮状態，持続的な不安状態	
	鎮痛薬を投与しても痛みをコントロールできない	
	頻呼吸（呼吸回数≧35回/分が5分以上）	
	SpO_2＜90％が持続し対応が必要	
	新たな不整脈	

（文献1より引用）

- そこで，推奨されているものがSAT（spontaneous awakening trial：自発覚醒トライアル）です．これは，一定の基準 表3 に適合した患者に対し，鎮静薬を中止または減量し，30分から4時間程度を目安に観察を行い，自発的に覚醒が得られるかどうか，成功基準 表4 をもとに評価します[1] 図1 ．原則として鎮痛薬は中止してはいけません．むしろ，覚醒にともない痛みを自覚する場合は増量もしくは追加の鎮痛薬を検討するなど，積極的な除痛に努めます．

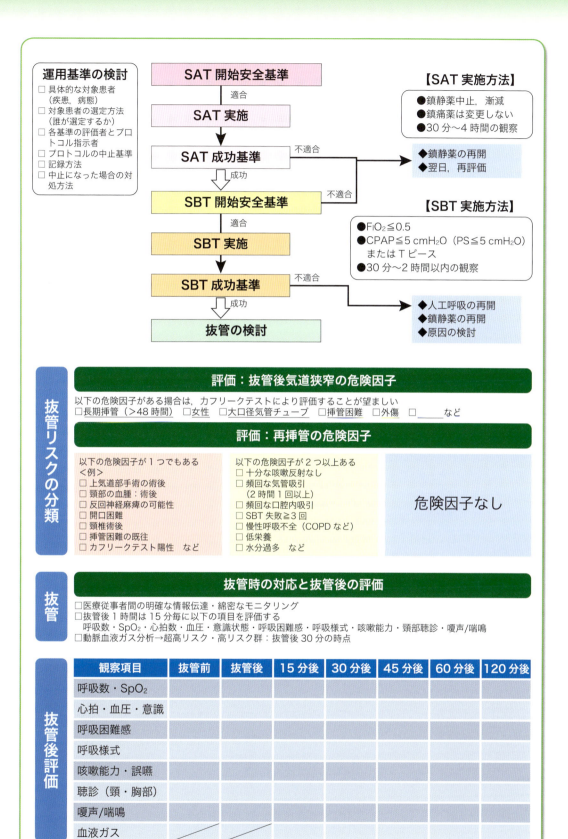

図1 3学会合同人工呼吸器離脱プロトコル（文献1より引用）

> **臨床知 2**
>
> **SBTを正確に評価するために，SATの成功は欠かせない**
>
> 昨今は浅い鎮静が主流です．鎮静プロトコルが導入され，離脱にかかわらず患者は覚醒し，意思疎通が図れる鎮静レベルで調整していると思います．すでに患者がRASSー1〜0でコントロールされている場合には，改めてSATを行う必要はありません．ただし，SBTの前にSATを実施することの意義は，SBTの評価を正確かつ安全に行うことができるようにするためです．よって，薬理作用として呼吸抑制が含まれるような鎮静薬を投与している場合には，SATを実施し（鎮静薬を中断），評価したほうが無難です．

鎮痛管理を制する者は，SATも制する！

- SATの実施において，鎮痛薬を中止しないことが条件となっています．これは，痛みによる不安や恐怖の増強，呼吸抑制，不穏状態の出現などを避けるためです．
- 重症患者の多くは痛みを自覚し，身体的苦痛と精神的苦痛を体験しています[6]．これらの痛みは疾患によるものばかりではなく，デバイスや日々のケア，不動化によるものなどさまざまです．SATによりこれらが顕在化すれば，SATは失敗します．
- SATの観察時間は30分〜4時間と幅広く，その間に除痛を図ればよいのかもしれません．しかし，気管チューブによる痛みは麻薬性鎮痛薬がもっとも効果的[7]ですが，これからSBTを控えた状況で新たに開始することは，全身状態への影響を考慮した場合に選択しづらいのではないでしょうか．そもそも，目覚めたら体中のあちこちが痛い，という状況におかれた患者が，看護師の問いかけに冷静に痛みの部位と程度を伝えることは難しく，恐怖や不安が募るのではないでしょうか．これらの要素はSATの成功を妨げます．
- よって，離脱にかかわらず，鎮痛管理は日常ケアとして実践し，患者の痛みは除去しておくべきです．もともと，痛みがなければ，SATを実践したところで痛みは発生しません．鎮静薬でマスク化されているだけで，もともと痛みが存在しているから，覚醒にともない，出現してきてしまうのです．日常的に患者の痛みを評価し，適切に対処していればSATはより成功しやすくなるはずです．

[6] Kirksey KM et al：Pain assessment and management in critically ill older adults. Crit Care Nurs Q 38（3）：237-44, 2015
（エビデンスレベルⅥ）

[7] 日本集中治療医学会J-PADガイドライン作成委員会：日本版・集中治療室における成人重症患者に対する痛み・不穏・せん妄管理のための臨床ガイドライン．日集中医誌 21（5）：539-79, 2014

SBTの成功と抜管の成功は異なる

- SAT，SBTが成功すれば，次のステップは抜管です．SBTの成功

と抜管の成功は等しいと思いがちですが，SBTと抜管では患者にかかる負荷が異なります．気管チューブが挿入されているあいだは，気道の開通は強制的に保たれていますが，抜管してみないと気道の開通の是非はわかりません．よって，SBT成功後に抜管後の気道狭窄や再挿管のリスクを評価することは非常に重要です．

エビデンス3

カフリークテストの有用性

この気道の開通の是非を抜管前に評価できる方法として，カフリークテストがあります[8]　表5　．あくまでもカフリークテストはリスクの評価にすぎず，上気道の状態を評価しているわけではありません．しかし，抜管前に上気道狭窄を予測する唯一の手段です．陽性であれば，高い確率で上気道狭窄を起こすことがわかっています[8]．

表5　カフリークテスト

気管チューブのカフエアを抜く前後の一回換気量を比較することで上気道狭窄の有無を予測するテスト

方法
① テストによる誤嚥を防ぐため，口腔内吸引，気管吸引を行う
② 人工呼吸器設定はA/Cとする
③ カフを入れた状態で呼気のVt1を，人工呼吸器モニタを用いて測定する
④ 気管チューブのカフを抜く
⑤ 患者の呼吸状態が落ちついたところで，連続6呼吸サイクルの呼気Vtを，人工呼吸器モニタを用いて測定する
⑥ ⑤の値のうち低いほうから3サイクルの測定値の平均値Vt2を算出する
⑦ カフリークボリューム（Vt1-Vt2）が110mL以下，もしくは前後の変化率（Vt1-Vt2）/Vt1が10％以下の場合は陽性と判断し，抜管後の上気道狭窄の発生が予測される

（文献9より引用）

> **編集委員からの一口アドバイス**
> カフリークテストが陰性であっても，上気道狭窄を起こさないとは限りません．どのような場合でも再挿管の準備をして，上気道狭窄発生時にすみやかに対応できるようにしておくことが重要です．

[8] Ochoa ME et al：Cuff-leak test for the diagnosis of upper airway obstruction in adults：a systematic review and meta-analysis. Intensive Care Med 35（7）：1171-9, 2009
（エビデンスレベルⅠ）

[9] 日本クリティカルケア看護学会 監："人工呼吸器離脱のための標準テキスト"．学研メディカル秀潤社, 2015

抜管前評価と抜管後の観察

- よって，抜管前評価（図1参照）では，まず，上気道狭窄の危険因子を評価します．危険因子は5項目あり，このうち1つでも該当するものがあれば，上気道狭窄の危険があると評価します．次に，再挿管のリスク因子を評価し，超高リスク群，高リスク群，低リスク群に分けます．ここでの注意点は，いずれのリスク群に該当した場合でも，再挿管の危険はあるものとして準備することです．また，超高リスク群に該当したからといって，抜管に失敗するというわけではありません．抜管前評価は危険性を認識し，再挿管となった場合に迅速に対応できる準備を行うためのものです．

- 抜管後の観察（図1参照）については，リスク群にそって，観察項目と観察時間を示しています．これは，エキスパートコンセ

ンサスであり，RCT などの論文を背景に作成されたものではありませんが，気道狭窄の発生時間を踏まえた観察時間であり，参考値となるものです[1][10]．

エビデンス 4

人工呼吸器離脱プロトコルを使用すべきか？

患者にとって円滑な離脱プロセスを構築するためには，医療チームで対処することが重要[1]であり，そのためには共通言語となる媒体は欠かせません．よって，今までの SAT，SBT に抜管を加え，一連の流れとした 3 学会合同人工呼吸器離脱プロトコル[1]が示されています（図 1 参照）．このプロトコルの前提条件は各施設で，対象患者や評価者，中止基準などの運用規定を設けることとしています．これは，多様なわが国の医療施設背景を考慮した結果であり，患者の多様性により対処が異なる人工呼吸器離脱の特徴を踏まえた結果でもあります．自由度の高いプロトコルではありますが，だからこそ，各施設の背景になじみやすく，チーム医療の共通言語として各施設での唯一無二の人工呼吸器離脱プロトコルの基盤となると考えます．

再挿管に至らない人工気道の抜去が重要なのです．そのためにカフリークテストをはじめ気道のアセスメントが大事なのです．ただし不必要な人工気道の留置を回避することは重要であり，そのために図 1 のアセスメントをすることを推奨しているのです．

患者の回復過程にともない，人工呼吸（機械換気）からの離脱（中止，撤退含む）のプロセスは，臨床的にきわめて重要な問題となります．なぜなら，離脱の失敗によって再挿間に至った場合には，成功例と比較すると著しく生命予後が悪いことが指摘されているからです．

つまり，人工呼吸器の不必要な使用は，患者の呼吸（肺）や循環をはじめ身体にマイナスの影響しか与えません．したがって，"尋常じゃないほど非生理的なマシーン"である人工呼吸器から一日も早く，患者が脱するための戦略を実行することを目指しましょう！

人工呼吸器からの離脱プロセスは，さまざまあります．人工呼吸管理を専門にしている医師ばかりが行っているわけではありませんよね．なかには人工呼吸器にあまり精通していない医師をはじめとするチーム員が主として携わらなければならない場面もありますよね．これまで，離脱プロセスの方法は，施設や個人によって多彩多様とまではいかなくても，少なくとも標準的手順といえる代物によって導くことは，とても少なかった印象があります．

しかし，最近では"早期離脱の必要性"が唱えられ「一定の条件を満たしていれば，人工気道を抜去して人工呼吸器からの離脱が可能である」とする考え方へと変化してきています．したがって，人工呼吸器からの離脱を実施する際には，ウィーニングと人工呼吸器離脱の定義や考え方を正しく認識し，そのプロセスの違いを理解していく必要があります．

また，離脱のプロセスを進めていくうえでは，さまざまな医療者が関与することになります．人工呼吸器離脱をチーム医療として進めるには，看護師に求められている役割を理解し，力を発揮しつつ多職種での連携を進めていくことが必須です．

そして，決して忘れてはいけないことは，常に「安全」であることが絶対要件であることです．

Ⅱ. 呼吸管理の疑問を解決しよう！

NPPVの適応と限界は？
～医療スタッフの知識と関わりが，NPPVの成功の鍵になる～

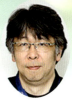

福井大学医学部附属病院 集中治療部
（看護師長，集中ケア認定看護師）
栗原 勇治（くわばら ゆうじ）

エビデンス＆臨床知

エビデンス
- ☑ 禁忌とされているものは，絶対的禁忌ということではない．
- ☑ NPPVを成功させるためのスタッフ教育は，重要である．
- ☑ NPPVから気管挿管への移行が遅れると，死亡率が増加する．
- ☑ 医療従事者は，NPPV成功要因の主要な一つである．

臨床知
- ☑ NPPV施行前にX線で気胸の有無を確認すべきである．
- ☑ NPPVで改善しない場合を考えた体制と設備の準備は不可欠．
- ☑ NPPVが有効かどうかの評価は，まずはバイタルサインで行う．
- ☑ 患者が最初に抱く嫌悪感は，その後の治療に影響する．

NPPVとは

- 気管挿管は患者にとって侵襲的であり声帯の機能を奪うため，会話などが不可能になります．しかし意識があり，咳嗽反射と咳嗽力による気道のクリアランス能力があれば，マスクや鼻カニューレを使った持続的陽圧自然呼吸（continuous positive airway pressure：CPAP）やマスクを用いた圧補助換気（pressure support ventilation：PSV）が可能です．
- CPAPの延長線上にあり，CPAPの吸気相に補助圧を加え，吸気補助であるPSVの機能を加え，鼻あるいは顔マスクより上気道に陽圧をかける圧調整方式の換気法を，非侵襲的陽圧換気法（noninvasive positive pressure ventilation：NPPV）といいます．陰圧式の人工呼吸を含む概念として，NIV（noninvasive ventilation）という名称もありますが，ここではNPPVについて述べます．

著者プロフィール（栗原勇治）
福井県立大学看護短期大学部第二看護学科卒業後，福井大学医学部附属病院に入職．脳神経外科病棟配置後，2000年より集中治療部勤務
2010年 集中ケア認定看護師取得．2015年より現職
歩きながら考える，次のことを考えながら今のことを行う．看護師ってそうだよなぁ，と，NPPVのことを書きながら改めて考えてしまいました．

- NPPVは当初（1980年代），睡眠時無呼吸症候群や神経筋疾患などによる慢性呼吸不全の在宅呼吸器療法として用いられてきましたが，1990年代ごろからは慢性呼吸器疾患の急性増悪を含む急性呼吸不全に対してもその適応範囲は拡大していきました．

最初に考えること

- NPPVの適応を考えるとき，まず一般的な適応条件と適応注意または禁忌とされる条件を考慮する必要があります．
- NPPVは基本的に自然呼吸下でマスクを使用する治療であり，その適応条件としては，

①意識状態が良く協力的である
②循環動態が安定している
③気道が確保されている
④喀痰の排出ができる
⑤顔面の外傷がなく，マスクの装着が可能である
⑥消化管出血や閉塞がない

などの条件を考慮します．また，適応注意または禁忌とされる条件には 表1 があります．

表1 一般的に適応注意または禁忌とされるもの
- 非協力的である
- 気道の確保ができない
- 呼吸停止，昏睡，意識状態が悪い
- 循環動態が不安定，心停止
- 自発呼吸がない状態での，換気が必要
- 最近の腹部，食道術後
- 顔面の外傷，熱傷，手術や解剖学的異常でマスクがフィットしない
- 2つ以上の臓器不全がある
- 心筋梗塞が起こりつつある，不安定狭心症
- 咳嗽反射がない，または弱い
- ドレナージされていない気胸がある
- 嘔吐や気管の閉塞，アクティブな消化管出血がある
- 大量の気管分泌物がある，または排痰できない

（文献1より引用）

[1] 日本呼吸器学会 NPPVガイドライン作成委員会 編："NPPV（非侵襲的陽圧換気療法）ガイドライン 改訂第2版". 南江堂, 2015
〔エビデンスレベルⅠ〕

- しかしながら，たとえば意識障害が高度な場合には，一般的に適応外ですが，COPDにともなうⅡ型呼吸不全，CO_2ナルコーシスでは成功率も高いため使用可能といわれています．また，治療前は不穏であってもNPPVを装着し治療効果が得られ，呼吸困難が解消されれば，患者が協力的になることもしばしばみられます．
- つまり，**絶対的禁忌ではなく，相対的禁忌であると考えます**．

🔍 エビデンス1

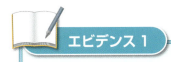

エビデンス1

「禁忌」は「絶対的」ではない

適応注意や禁忌とされる条件は，必ずしも絶対に施行してはならないというものではなく，継続が困難または治療経過においての上限として考えておく必要があるというものです[1]．

ドレナージされていない気胸にNPPVを施行するときの注意点

また，ドレナージされていない気胸の場合，緊張性気胸になるおそれがあるため，導入前の画像確認と胸腔ドレーンの挿入が必要になります．

● また，一般的な適応や適応疾患のほかに，「予測因子」表2と「NPPVの継続が困難と判断する項目」表3といわれるものがあります．これは，失敗する可能性を示唆するものという位置づけであり，言い換えれば将来的に気管挿管になる可能性があると考えるものになります．そのため，NPPVを施行するときには，①その施設のどの部署で行うのか（ICUなのか，一般病棟なのか），②その部署のスタッフはNPPVの管理に慣れているのかどうか，③その施設または部署の緊急時の体制や適切な物品や器具が準備されているかどうかを考慮し，施行の可否を決定することも重要になります．

エビデンス2

スタッフ教育の重要性

NPPVを成功させるためのスタッフ教育は重要であり[2〜4]，施設間のNPPV施行率の差にも影響しています[5]．

[2] Sinuff T et al：Practice guidelines as multipurpose tools：a qualitative study of noninvasive ventilation. Crit Care Med 35：776-82, 2007
（エビデンスレベルⅣ）

[3] Schettino G et al：Noninvasive positive-pressure ventilation in acute respiratory failure outside clinical trials：experience at the Massachusetts General Hospital. Crit Care Med 36：441-7, 2008
（エビデンスレベルⅣ）

エビデンス2

[4] Carlucci A et al：Changes in the practice of non-invasive ventilation in treating COPD patients over 8 year. Intensive Care Med 29：419-25, 2003
（エビデンスレベルⅣ）

[5] Maheshwari V et al：Utilization of noninvasive ventilation in acute care hospitals：a regional survey. Chest 129：1226-33, 2006
（エビデンスレベルⅣ）

表2　予測因子（失敗する可能性を示唆するもの）

- 最初の動脈血のpHが低い
- NPPV施行後短時間でのpHの上昇，$PaCO_2$の低下，呼吸回数の低下がみられない
- APACHEⅡやSAPSⅡで示される重症度が高い（APACHEⅡ≧29点，SAPSⅡ≧35点）
- 胸部X線上，浸潤影がみられる
- マスクを長時間つけることができない
- 意識状態が悪い，改善しない

（文献[1]より引用）

表3 NPPVの継続が困難と判断する項目

意識に関する項目
- 意識障害または興奮状態の悪化
- 患者の要望

呼吸に関する項目
- 呼吸停止
- 動脈血ガス分析値の改善が見られない（$PaO_2<60$ mmHg，$PaCO_2$の上昇など）
- 呼吸回数の増加（≧35回/分）
- 気道閉塞

循環に関する項目
- 心停止
- 血圧低下（$sBP<70〜90$ mmHg）
- 脈拍増加
- 不整脈

その他の病態に関する項目
- 気道分泌物のコントロール不良，誤嚥
- 新たな気胸の出現
- 新たな上部消化管出血の出現

（文献1より引用）

急性期におけるNPPV

- NPPVは気管挿管を回避し，それにともなう人工呼吸器関連肺炎（VAP）などの合併症を低減させることで，ICU滞在日数や死亡率の低下を期待することができるといわれています[6]．**急性呼吸不全におけるエビデンス**を**表4**に示します．

[6] Hess DR：Noninvasive positive-pressure ventilation and ventilator-associated pneumonia. Respir Care 50（7）：924-9, discussion 929-31, 2005
（エビデンスレベルⅠ）

エビデンス3

表4 急性呼吸不全におけるエビデンス

急性呼吸不全のタイプ	エビデンスレベル
COPD急性増悪	Ⅰ
急性心原性肺水腫	Ⅰ
COPD患者の早期抜管およびウィーニング	Ⅰ
免疫不全患者	Ⅰ
術後呼吸不全の治療と予防	Ⅱ
喘息における急性増悪予防	Ⅱ
喘息の急性呼吸不全	Ⅲ
胸郭損傷（胸部外傷）	Ⅲ
神経筋疾患	Ⅲ
拘束性胸郭疾患	Ⅳ
間質性肺炎	Ⅳ

（文献1を参照して作成）

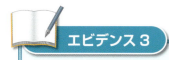

エビデンス3

急性呼吸不全におけるNPPV

急性呼吸不全に対するNPPVのエビデンスレベルが高い疾患は，COPD急性増悪，急性心原性肺水腫，免疫不全における呼吸不全，人工呼吸器療法中のCOPD症例の抜管およびウィーニングです[1]．

- また，急性I型呼吸不全は，換気は保たれた状態で肺の酸素化が低下した状態ですが，PEEPやCPAPなどの陽圧呼吸を行うことで，無気肺の改善・阻止，換気血流比の改善が得られ，酸素化能の改善につながることが期待できます．
- 急性Ⅱ型呼吸不全は，①呼吸仕事量の増大，②換気能力の低下，③呼吸中枢からの呼吸刺激の低下により起こり，これらから，呼吸補助筋群の活動に依存した呼吸となり，過大な呼吸努力が必要となります．酸素療法や薬物療法が有効でない場合には，急性換気不全が進行し生命の危機が生じかねないため，換気の補助が必要となります．
- 急性呼吸不全に対する**急性期からのNPPV導入**は，これらの状況を踏まえ，できるだけ早期に開始し，呼吸不全のさらなる悪化を防止する役割を担っています． 〔臨床知2〕
- 挿管拒否患者や終末期の呼吸不全，COPDの市中肺炎，術後呼吸不全などについても有効性が確認されつつありますが，急性呼吸窮迫症候群（ARDS）や喘息の急性呼吸不全については，いまだに有効性を示すエビデンスは十分ではありません[1]．
- また，NPPVは間欠的な換気補助が可能であり，段階的なウィーニングや，意識が保たれている場合には，通常の食事・飲水・会話をすることができ，吸入薬投与や理学療法を継続しながら行うことや，排痰・口腔ケアなどを行うときにいったん休止することも可能です．そのため，患者の筋力低下やADL低下予防につながります．

臨床知2　急性期からのNPPV導入

急性期の救急の場面において迅速にNPPVを開始することは有用です．しかしその反面，NPPVで改善しない場合の対処（気管挿管などの侵襲的治療）をすぐに行える体制と設備は不可欠といえます．

- また，あまりに早過ぎると逆に患者に不必要な苦痛を与えること

になり，治療継続を困難にする可能性があります．

慢性期の NPPV

- 急性期の NPPV の効果は，動脈血液ガスの改善にともなう自覚症状の改善が主です．一方，慢性期の NPPV では，その長期効果として，慢性呼吸不全の急性増悪の回避（在宅率向上，入院回数の減少，など），QOL の向上，動脈血液ガスの改善の持続，生存率の向上などが期待されています[7]．
- これらには，急性期に導入しその後継続して慢性期に移行する場合と，慢性期に待機的に導入する場合があります．
- 慢性期の NPPV 導入を必要とする病態は，Ⅱ型呼吸不全を慢性的に呈する疾患群で，基礎疾患が徐々に進行していき換気補助が必要となります．
- 慢性呼吸不全の病態は，ガス交換障害・肺胞低換気・吸入酸素濃度の低下および肺外シャントの4つです．
- ガス交換障害では，動脈血液ガス上，動脈血二酸化炭素分圧の上昇がみられないⅠ型呼吸不全を呈し，肺胞低換気では二酸化炭素分圧の上昇をみとめるⅡ型呼吸不全の形をとります．
- 両者とも低酸素血症を呈しますが，その治療の原則としては，ガス交換障害では酸素療法を，肺胞低換気では換気量の増加を目的とした NPPV あるいは気管挿管下の人工呼吸管理が適応となります．
- Ⅱ型呼吸不全を呈する疾患では，肺胞低換気の出現時間として，睡眠時低換気（とくにレム睡眠中の呼吸補助筋の筋緊張の低下）がいわれており，そのための早朝の頭痛など高二酸化炭素血症による症状と，浮腫などの右心不全徴候が出現するおそれがあります．
- したがって，呼吸中枢の抑制，胸郭の拡張障害や呼吸不全による慢性呼吸不全の患者がもっとも良い適応であるといえます．
- ただ，Ⅰ型呼吸不全を呈する肺気腫や肺線維症でも，病変の進行によってはⅡ型呼吸不全を合併することもしばしばあり，最初は間欠型 NPPV になる場合もあります．

[7] 蝶名林直彦 編，聖路加国際病院呼吸療法チーム："NPPV ハンドブック"．医学書院，2009
（エビデンスレベルⅣ）

NPPV の限界

- NPPV のゴールとして，急性期では，呼吸困難・呼吸仕事量の軽減，気管挿管の回避などであり，慢性期の場合の長期的ゴールは，睡眠障害の改善，QOL の向上，予後の改善などが挙げられますが 表5 ，いずれにしても導入することが第一歩となります．
- 急性期の早期から NPPV を導入することは，有効です．しかし，NPPV で長期間ねばった後に気管挿管に至った場合の死亡率は高くなるとの報告[8]もあり，気管挿管を遅らせてはいけません．先述した，NPPV が継続できなくなることを示唆する要因（予測

[8] Azoulay E et al：The prognosis of acute respiratory failure in critically ill cancer patients. Medicine (Baltimore) 83：360-70, 2004
（エビデンスレベルⅣ）

エビデンス4

表5 NPPVのゴール

短期（急性期を含む）	長期
●症状の軽減 ●呼吸仕事量の軽減 ●動脈血液ガス分析値の改善と安定 ●患者の不快感の軽減 ●最小限のリスク ●気管挿管の回避	●睡眠時間の確保と質の改善 ●QOLの向上 ●予後（生存率）の改善など

（文献1より引用）

因子）は明確なエビデンスに基づいたものではありませんが，該当する場合には侵襲的人工呼吸管理に移行する確率が高いので，とくに**緻密な観察と評価**が重要です．

エビデンス4

NPPVに固執しない

気管挿管に移行すべき検査値や生理学的パラメータの値は定められていませんが，NPPVに固執するあまり気管挿管への移行を見誤り，移行のタイミングが遅れると死亡率を増加させ[9]，NPPVが奏功せず気管挿管が必要となる割合（NPPV中止率）は5〜40％との報告[10]があります．

臨床知3

評価はバイタルサインから

NPPVが有効かどうか，継続してもよいかは，動脈血液ガス分析値の評価はもちろんですが，まずはバイタルサイン（意識レベル，心拍数，血圧，呼吸回数，SpO_2）の評価を行うべきです．

● バイタルサインの変化を慎重に判定し，改善をみとめる場合にはNPPVを継続します．NPPV開始後定期的に臨床評価を行い，呼吸状態の改善が得られれば，NPPVが奏功していると考えてよいでしょう．呼吸状態の改善は，呼吸困難感の軽減，呼吸数の減少，NPPVにより吸気筋への負荷が改善し呼吸補助筋群の活動性が低下しているのか，奇異呼吸が消失し，呼吸努力とNPPVの同調性が保たれ，胸郭がスムーズに拡張しているかが重要な指標となります．NPPV実施中に患者の呼吸困難感の増強，バイタルサインの悪化が進行する場合には，①換気条件を再設定し，最適条件に調整します．設定した条件に問題がなければ，②肺過膨張の可能性，気胸・縦隔気腫など圧外傷発生の可能性を考えNPPVの一時中断をし，経過観察を行います．

[9] 小谷　透：成功の予測因子と気管挿管のタイミング．"急性期NPPVハンドブック" 鈴川正之 他監．急性期NPPV研究会，2017
（エビデンスレベルⅠ）

[10] Nava S et al: Causes of failure of noninvasive mechanical ventilation. Respir Care 49：295-303, 2004
（エビデンスレベルⅣ）

- NPPV 開始から 30 分後，呼吸状態や全身状態の改善がみられないときや，開始から 4〜6 時間で動脈血液ガス分析値や pH の改善など，治療目的を達成しないときは，NPPV をあきらめてすみやかに気管挿管下の侵襲的人工呼吸管理に移行する必要があります．
- そのためにも，医療スタッフ全員が，これらの指標を理解し，事前に予測と治療計画を共有しておくことが重要になります．またあらかじめ，緊急の気管挿管に備えた物品と人員の調整を考え，患者の安全確保に配慮する必要があります．

エビデンス 5

医療従事者に求められる経験・知識

医療従事者は，NPPV 成功の主要な要因の一つです．医療者の経験や専門的知識が増えるほど，成功率が高くなるとの報告[11]もあります（表6）[12]．

とくに，初回導入時のマスクフィッティングは重要です．NPPV が成功するかどうかは，陽圧換気やマスクなどのインターフェイスに対する患者の許容度に依存するといっても過言ではありません．状況に応じた適切なマスクを選択し，患者がマスクに嫌悪感を抱かないような導入が重要です．

表6　NPPV の管理に求められるトレーニング内容の一例
- 補助換気の原理の理解
- マスクやヘッドギアのフィッティング技術の習得
- 回路の組み立て
- 機器の操作と換気設定の理論
- 急変時の状況判断とそれに基づく対応・行動
- すべての医療スタッフが，NPPV に関する知識・技術習得の重要性を認識すること
- 個々のスタッフが，NPPV の有用性を理解するための教育プログラムの構築

（文献[12]を参照して作成）

[11] Demoule A et al：Increased use of noninvasive ventilation in French intensive care units. Intensive Care Med 32：1747-55, 2006
（エビデンスレベル I）

[12] Elliott MW et al：Where to perform noninvasive ventilation? Eur Respir J 19：1159-66, 2002
（エビデンスレベル IV）

臨床知 4

患者の見本は看護師

患者が辛い急性期の初回導入に抱いてしまった圧やマスクに対する嫌悪感は，その後消えることはなく，治療の継続に大きな影響を与えます．また，患者は医療者が行うマスクフィッティングをそのまま自分のマスクフィッティング技術として学習していきます．

- そのため，救急外来や ICU での初期導入であっても，陽圧換気

とマスクフィッティングには，十分な時間をかけ，治療開始後もしばらくは患者のそばに付き添い観察と評価を行う必要があり，そのためのスタッフの人的調整・配置を考慮することも，成功・継続への重要な項目になります．

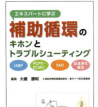

Ⅱ．呼吸管理の疑問を解決しよう！

鼻カニューレ高流量酸素療法（HFNC）の適応と限界
～強いエビデンスが少ないからこそ，ケースバイケースで考える～

杏林大学医学部附属病院 中央集中治療室
（集中ケア認定看護師）
濱野　繁（はまの　しげる）

エビデンス＆臨床知

エビデンス
- ☑ HFNCは，COPDなどにおいて呼吸仕事量低減効果がある．
- ☑ HFNCのPEEP効果は限定的なため，陽圧をかけることを目的にするならばNPPVやIPPVが適応となる．
- ☑ HFNCは，従来の酸素投与法に比べて気管挿管率が低いものの，NPPVと比べると差は少ない．
- ☑ HFNCは，従来の酸素投与法に比べて$PaCO_2$と呼吸回数を低下させる可能性があるものの，その効果は限定的．

臨床知
- ☑ 加湿用の蒸留水がなくならないよう，早めに交換する．
- ☑ 鼻カニューレを使用しているので，口は自由に使えるが，頻呼吸を呈している場合には，飲水や飲食は難しい．
- ☑ 患者の呼吸を十分に観察し，NPPV・IPPVへの移行時期を逃さないようにする．
- ☑ 高Ca血症をともなう慢性呼吸不全やCOPDなどNPPVを基本とする患者の場合は，NPPVを外さざるをえない時にのみHFNCの使用を考慮する．
- ☑ 鼻カニューレを長時間装着させるために，患者の吸気に流量を合わせたり，温度設定を下げたりするなどの工夫を考える．

HFNC（High Flow Nasal Cannula）とは

吸入気酸素濃度を0.21から1.0まで自在に変更することができます

● 従来の定流量酸素投与デバイス（鼻カニューレや酸素マスク）は，1回の吸気量（流速）をまかなえるだけの酸素供給をすることができませんでした．そのため1呼吸ごとに外気を吸ってしまい吸入気酸素濃度（FiO_2）は低下し，意図した酸素濃度のガスを投

著者プロフィール（濱野　繁）
川口市立看護専門学校 卒業
現 杏林大学医学部附属病院 中央集中治療室 勤務
集中ケア認定看護師
「家での生活を見据えた集中ケア」をモットーに，目的意識を持った看護の実践と，継続的な看護が提供できるよう後進の育成にも力を注いでいます

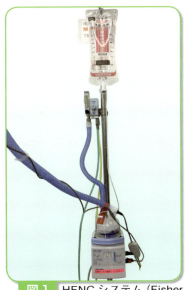

図1 HFNCシステム（Fisher & Paykel Healthcare社）

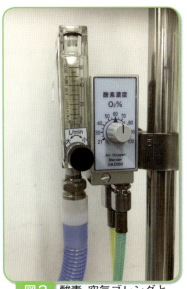

図2 酸素-空気ブレンダと混合ガス流量計

与することができませんでした．
- HFNCシステム 図1 では，高流量の酸素を流すことができる酸素-空気ブレンダ 図2 を使用することで，酸素濃度21〜100％の混合ガスを60 L/分まで作り出すことが可能になりました．
- ブレンダによる酸素濃度の調整と高流量供給システムにより，患者自発呼吸の換気量を超える酸素投与が可能なため，自在にFiO_2をコントロールすることができます．
- ベンチュリー効果を使用した高流量酸素投与デバイスのFiO_2は0.5程度が上限となり，それ以上の濃度の酸素を投与したい場合はNPPVやIPPVを選択する必要がありましたが，HFNCが実用化されてからは，それらのデバイスを使用せずとも高濃度の酸素投与が可能となり，適応となる病態も広くなってきています．
- 注意点としては，患者の吸気流速よりも低い酸素流量を設定した場合，吸入器酸素濃度が低下することです．一般的な吸気流速としては30 L/分（一回換気量500 mL，吸気時間1秒とした場合，500 mL×60秒で30 L/分）として設定することも多いかと思いますが，呼吸不全患者の場合，換気量の増加や頻呼吸による吸気時間の短縮をきたしていることも多く，30 L/分では不足し外気を吸入することでFiO_2が低下します．呼吸パターンや体格によって設定流量は調整する必要があります．

HFNCは十分な加湿により成り立った高流量酸素投与システムです

- HFNCは高流量の酸素混合ガスを，専用の鼻カニューレより投与します．しかし，中央配管より供給される酸素や圧縮空気はほとんど水分を含まない乾燥したガスです．そのまま生体へ投与する

と鼻腔粘膜，気道粘膜が乾燥してしまい，鼻粘膜の痛みや分泌物の乾燥・貯留，バリア機能の低下という弊害が出てしまいます．
- そこで，加温加湿器により吸入気を生理的な温度：37℃，相対湿度：100％とすることで鼻腔・気道粘膜の正常環境を維持することを可能にしています．

臨床知1　加湿用蒸留水の交換は早めに！
加湿用の蒸留水がなくなると鼻粘膜の強い痛みを感じますので，なくなることがないよう早めに交換するようにしましょう．

生理的死腔のガスが洗い流されるので，CO_2 が貯留しにくくなります

- 口腔・鼻腔，副鼻腔から気管分岐を経て細気管支の手前までは，ガス交換が行われない生理的死腔となります．吸気の際には，その死腔に残った呼気ガスを吸入してから外気を肺胞に取り込みます．HFNCでは，この鼻腔・口腔に残存している CO_2 を多く含む呼気ガスを高流量酸素により洗い流し，吸気時の CO_2 再吸入を減少させる効果があります　図3．

エビデンス1　HFNCの呼吸仕事量低減効果
COPDなどでは PCO_2 低下により，呼吸促迫刺激が軽減され，呼吸仕事量低減効果があるという報告もあります[1]．

[1] Nishimura M et al：High-flow nasal cannula oxygen therapy in adults. J Intensive Care 3（1）：15, 2015

酸素投与中でも口を使用することができます

- 鼻カニューレを使用しての酸素投与ですので，口は自由に使うことができます．
- NPPV装着中の口腔ケアは SpO_2 モニタ値を確認しながら，短時間ブラッシングしてはマスクを戻し……という経験がある方も多いのではないでしょうか．HFNCであれば口腔ケア中も継続して酸素投与が行われるため，低酸素症をきたすリスクを低減させることができます．
- また，経口気管挿管となる場合の口頭展開中にもHFNCは酸素を投与しつづけることができ，気管挿管手技中の時間が確保しやすくなります．ただし，呼吸ドライブが減弱・停止し，徒手換気

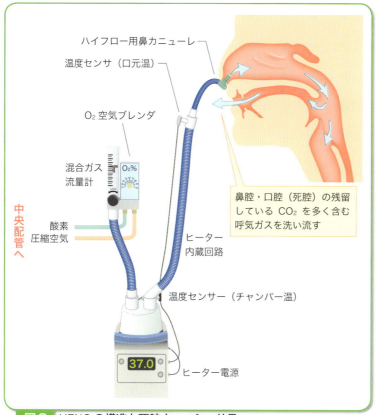

図3 HFNCの構造と死腔ウォッシュ効果

が必要となる場合には，マスクフィッティングの妨げになるため，状況に応じてHFNCとバッグバルブマスク・ジャクソンリースと使い分けます．

臨床知2　HFNC時の飲水・飲食について

飲水・飲食も可能ですが，口腔が高流量ガスにより陽圧になり口から吹き出しやすくなることや，成人は嚥下の咽頭期に呼吸を止めなければならないため，呼吸困難が強く頻呼吸を呈している場合には，息止めができず経口摂取は難しくなります．

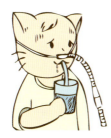
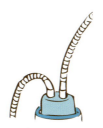

HFNCの限界

HFNCは吸気補助をしません

- 酸素濃度は自由に設定できますが，人工呼吸器ではありません．呼吸ドライブが障害されているような場合，たとえば神経筋疾患による呼吸不全や呼吸筋疲労がみられている場合には，その補助機能はHFNCにはありません．
- また，COPDなどの慢性呼吸不全では高CO_2血症をきたしている場合があり，酸素投与によりCO_2ナルコーシスから呼吸運動が停止する場合があります．挿管やNPPVを希望しない場合，HFNCは症状改善が期待される反面，呼吸停止した場合には呼吸ドライブの補助はできませんので，酸素濃度をむやみに上げないよう留意し，モニタリングを継続的に行う必要があります．
- 呼吸補助筋を使用した努力呼吸がある場合，換気量が減少し高CO_2血症が進行するような場合にはNPPVやIPPVへの移行を考慮します．

HFNCのPEEP効果は限定的です

エビデンス2

HFNCのPEEP効果

PEEPはわずか（閉口時50 L/分で約5 cmH$_2$O）しかかけられず，開口すると1～2 cmH$_2$Oまで低下します[2]．不確定要素が大きく，PEEPを高く保持することはできないため，肺胞開存・機能的残気量改善効果は限定的です．

[2] Parke RL et al：The effects of flow on airway pressure during nasal high-flow oxygen therapy. Respir Care 56（8）：1151-5, 2011
（エビデンスレベルⅢ）

- 慢性心不全の増悪に対して持続的気道陽圧（CPAP）効果での静脈還流量の軽減・右心前負荷の軽減が必要な場合や，肺胞開存性が求められるようなARDS・無気肺など，陽圧をかけることを目的とする場合，HFNCでの低酸素血症の改善は難しいでしょう．
- それらの場合には，現行の酸素投与デバイスからHFNCを介さずにNPPVまたはIPPVが適応となります．

従来の酸素投与，NPPVの使い分け

- HFNCが臨床使用されるようになり，使用する施設数も増えてきています．臨床では「こんな場合は，適応になるのだろうか？」という疑問も生まれてきますので，いくつかの場合を考えてみます．

HFNCとNPPV，気管挿管の回避に差はあるのか？

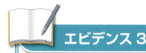

HFNCは気管挿管のリスクを減らす？

高CO_2血症をともなわない非心原性の呼吸不全に対して，従来の酸素投与方法と比べると，気管挿管を減らすことができるという報告があります．また，NPPVと比べると挿管率に差はなく，従来の酸素投与法・HFNC・NPPVにおいてICU死亡率や在室日数に差は出ないようです[3]〜[5]．
P/F 200以下の急性呼吸不全患者としたサブ解析で，HFNCは従来の酸素投与・NPPVより挿管実施率が低かったという報告[3]もありますが，NPPV群の管理方法についても議論の余地があり，さらなる報告が待たれるところではあります．

[3] Frat JP et al：High-flow oxygen through nasal cannula in acute hypoxemic respiratory failure. N Engl J Med 372：2185-96, 2015
（エビデンスレベルⅡ）

[4] Ni YN et al：Can High-flow Nasal Cannula Reduce the Rate of Endotracheal Intubation in Adult Patients With Acute Respiratory Failure Compared With Conventional Oxygen Therapy and Noninvasive Positive Pressure Ventilation? Chest 151（4）：764-75, 2017
（エビデンスレベルⅠ）

[5] Stéphan F et al：High-Flow Nasal Oxygen vs Noninvasive Positive Airway Pressure in Hypoxemic Patients After Cardiothoracic Surgery. JAMA 313（23）：2331-9, 2015
（エビデンスレベルⅡ）

臨床知3

挿管時期を逃さぬよう患者の呼吸パターンを観察する

臨床的には「今リザーバマスクなんだけどHFNCでもう少し粘れないかな？」という状況にあたるかと思います．とくに高齢であったり予備力が低い場合には，挿管したら抜管が難しいかもしれないと思う症例は少なくありません．NPPVよりも患者快適性が高いHFNCで経過を見てもよいかもしれませんが，挿管時期を逃さぬようにします．具体的なモニタ値の変化では，すでに状況が悪化しているということも多く経験します．呼吸パターン（回数や努力呼吸の有無）が変化してきていないかという点は見逃さないようにしましょう．

高CO_2血症をともなう慢性呼吸不全やCOPD患者に適応はあるか？

- 先にも書いたとおり，HFNCには呼吸ドライブを補助する機能はありません．CO_2が貯留するということは，換気量が不足している状態を示しています．もちろん，急速に呼吸が停止した症例に対してHFNC適応はありません．
- 慢性的にCO_2が貯留するような呼吸不全の急性増悪の場合，正攻法であれば一回換気量・呼吸回数を増やすようNPPV・IPPVにて補助することが必要です．しかしながら呼吸器装着を希望しなかったり，避けたい場合もあるかと思います．

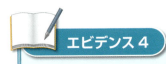

エビデンス4

HFNCはNPPVの代替なりうるか？

そのような症例に対するHFNCの使用に関して小規模ながらいくつかの報告があり，従来の酸素投与方法よりも$PaCO_2$や呼吸数を低下させたとされています．また，30日死亡率や挿管率に関してはNPPVと差がなかったという報告もあります[6][7]．

[6] Kim ES et al：Effectiveness of high-flow nasal cannula oxygen therapy for acute respiratory failure with hypercapnia. J Thorac Dis 10（2）：882-8, 2018
（エビデンスレベルⅣ）

[7] Lee MK et al：High flow nasal cannulae oxygen therapy in acute-moderate hypercapnic respiratory failure. Clin Respir J 12（6）：2046-56, 2018
（エビデンスレベルⅣ）

- しかしながら，HFNCの高CO_2血症に対する効果は限定的といわざるをえません．それでもHFNCを使用する場合には，前項同様にモニタリングを行います．上記の研究では目標SpO_2は90〜92％と低い値となっています．慢性呼吸不全で高いSpO_2を目標とする必要性はなく，CO_2ナルコーシスとなる危険性もあります．その患者にあった目標値を設定する必要があります．
- また，苦痛が増強することにより，患者本人の治療希望が変化することも多くあります．人工呼吸器や気管挿管に関する治療方針の変更を柔軟に，即時的に対応していくことが求められます．

臨床知4　臨床でのHFNCの位置づけ

臨床現場では，NPPVの装着が苦痛などにより困難な場合や，口腔ケアを行う場合や家族との会話を望む場合など，ある程度の時間NPPVマスクを外さざるをえない状況もあります．そういった際に，NPPVの代替法としてHFNCを装着し，再度NPPVマスクが装着できるようになればNPPVへ切り替えるといった方法がよいのかもしれません．

▍HFNCのカニューレを患者自身が外してしまう

- HFNCはNPPVよりも患者の苦痛は少ないとされていますが，それでも「熱い」「押される感じがする」という訴えはしばしば聞かれます．とくに低酸素症があれば患者協力は得られにくくなり，患者が自ら外してしまうことでさらに低酸素を助長してしまうといった場面もみられます．
- 成人でのHFNCでは加温加湿設定は37℃，混合ガス流量は30 L/分以上が推奨されています．若干のCPAP効果を期待してガス流量を50 L/分などに設定されることもあります．
- 単施設研究ですが，温度は37℃よりも34℃のほうが快適であり，

さらにそのなかの比較でも 60 L/分より 30 L/分のほうが快適性が高かったという報告があります[8].

[8] Mauri T et al：Impact of flow and temperature on patient comfort during respiratory support by high-flow nasal cannula. Crit Care 22（1）：120, 2018

臨床知 5　長時間装着のための工夫

PEEP 効果が限定的であることを考えると，患者の吸気流速（吸気時間・一回換気量）に合わせるほうが過度に高い流量に設定するより，長時間装着することができるかもしれません．また，「熱い」ということで頻繁に外してしまうのであれば，34℃設定として長時間装着できるほうが効果的とも考えられます．

- また，NPPV よりも HFNC は皮膚トラブルなどの合併症が少ないとされていますが，カニューレによる鼻中隔の潰瘍や，ゴムバンドによる耳などの発赤など，まったくないということはありません．適切なカニューレサイズの選択や装着方法を心がけ，皮膚トラブル予防の保護剤や，耳の上にガーゼを挟むなど苦痛軽減に努めます．

挿管（または人工呼吸器使用）を希望しないエンドオブライフステージの患者に対する適応はあるか

- 以前であれば，気管挿管・気管切開を希望しなければ NPPV が，人工呼吸器を希望されなければ従来の酸素投与が治療の最大限度でした．近年，HFNC が臨床使用されるようになり，エンドオブライフステージでの選択肢の一つとして挙げられるようになりました．
- しかしながら，エンドオブライフステージの緩和目的での使用に関する報告は少ないのが実状です．それらの報告のなかでは，間質性肺炎や肺炎，心不全や COPD の終末像をきたしている患者に対し HFNC を使用し，呼吸数，SpO_2 を改善させたことや，最後までコミュニケーションが取れることが多く，家族の満足度を高めていることが示されています．
- 療養コストや，院内のデバイス数に制限があるなかでの治療の公平性といった倫理的な問題もありますが，緩和できる苦痛があることも事実です．また，使用の際には患者，家族，医療チームで十分話し合い，HFNC の治療限度を理解してもらう必要があります．NPPV や挿管をしないことを決めたとしても，変更可能であることも本人・家族・医療者間で共有しておきましょう．
- ICU 内で HFNC を使用できても，その後の療養病棟で使用可能かどうかという点も考慮する必要があります．また HFNC は在宅では適応がありませんので，どこで最期を迎えるかという点も，

HFNCを導入するか否かを決定するうえで重要になります．

おわりに

- HFNCは臨床使用されるようになって日が浅く，強いエビデンスレベルの報告は多くありません．さまざまな状態の患者を前に適応可能か考え，状態変化を評価しながら必要ならNPPV・IPPVなどの治療へ切り替えていくという，手探り状態なのが実状ではないでしょうか．
- 適応も限界も，患者をよくみて柔軟に対応していくことが求められるデバイスといえるでしょう．

参考文献

1) Peters SG et al：High-flow nasal cannula therapy in do-not-intubate patients with hypoxemic respiratory distress. Respir Care 58 (4)：597-600, 2013
2) 蝶名林直彦 他：終末期医療におけるネーザルハイフローセラピーの適応と臨床効果．人工呼吸 34 (1)：24-9, 2017
3) 大藤　純：経鼻高流量酸素療法 high flow nasal cannula（HFNC）—生理学的効果, 適応と臨床的有用性—．INTENSIVIST 10 (2)：433-46, 2018

新刊！

エキスパートの臨床知による

検査値ハンドブック 第2版
【ポケット版】

監修：中原一彦 東京大学名誉教授

みなさまの声にお応えして，手軽に持ち運べるポケット版ができました！

- 総論では，検査に重要な項目をわかりやすく解説．
- そして各論では，検査項目ごとに「基準値」「高値・低値を示す疾患」「知っておくべき基礎知識」を1項目1ページにコンパクトにまとめました．
- 常に身近において，サッと引けるリファレンスとして最適です！

A6変形判／本文288頁
定価(本体2,000円+税)
ISBN978-4-88378-665-7

総合医学社　〒101-0061　東京都千代田区神田三崎町1-1-4
TEL 03(3219)2920　FAX 03(3219)0410　http://www.sogo-igaku.co.jp

Ⅱ．呼吸管理の疑問を解決しよう！

吸入療法の方法と効果
～デバイスの違いと吸入指導が吸入療法成功の秘訣～

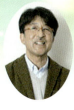

小松短期大学
地域創造学科（教授） 深澤 伸慈（ふかさわ しんじ）

エビデンス & 臨床知

エビデンス
- 適切な吸入指導と，患者自身のアドヒアランスの向上，セルフマネジメントの維持が吸入療法を成功させる．

臨床知
- 吸入デバイスによって，使用方法や注意点が異なる．それらの違いに注意して患者指導にあたることが大切．
- 喘息治療の第一選択薬は吸入ステロイドであり，症状の軽減や，QOL や呼吸機能の改善，気道過敏性の軽減などに役立つ．
- COPD で使われる気管支拡張薬は，軽症では短時間作用性のもの，中等症では長時間作用性のものが使われる．

はじめに

- 吸入療法は，エアゾール化された薬剤を直接吸入により投与する方法です．利点としては最小の有効量で直接対象部位への薬効が得られることから，効果が迅速で，副作用を最小限に留め，投与中も薬効を確認しコントロールできる点にあります．デバイスとしては，ネブライザとしてコンプレッサ式，超音波式，メッシュ式などがあります．吸入ステロイド，抗コリン薬，気管支拡張薬，抗アレルギー薬などを吸入する加圧式定量噴霧式吸入器（pMDI[1]），ドライパウダー吸入器（DPI[2]），バネを利用したものもあります．

[1] pMDI：pressurized metered-dose inhaler
[2] DPI：dry powder inhaler

エアロゾルの発生装置と粒子径

ネブライザ

- 機種によってエアロゾル化された粒子の大きさや噴霧量に違いがあります．使用にあたっては，ネブライザ内に残った残液に注意

著者プロフィール（深澤伸慈）
順天堂大学附属病院吸入療法室・臨床工学室，小松短期大学臨床工学，帝京平成大学保健医療学部臨床工学を経て，現職

- します。
- コンプレッサ式はコンプレッサから放出されたジェット気流が、ベルヌーイの原理の応用で毛細管から吸い上げられた薬液をエアロゾル化（粒子径約 5〜10 μm）し噴出します。
- 超音波ネブライザは、約 1.7〜2.2 MHz の電圧振動子を振動させ作用水を介して薬液を噴霧する方法です（粒子径約 5 μm 以下）。
- メッシュ式は、約 180 KHz の振動子とメッシュ（微細穴約 3 μm）を利用しエアロゾルを発生させます（粒子径約 3 μm 以下）。

加圧式定量噴霧式吸入器（pMDI）とドライパウダー吸入器（DPI）

- 気管支喘息、COPD では、pMDI・DPI が主流になっています。
- pMDI は、代替フロンに 3 気圧で薬剤が液化されています。この薬液を噴霧させ（1 回約 50〜80 μL）吸入を行います。噴霧と吸入のタイミングが重要です（粒子径約 3〜8 μm）。
- DPI は、薬剤の乾燥微粉末を患者自身の吸気によって吸入を行いますが、吸気時には患者の十分な吸気流速が必要となり、指導が重要です（粒子径約 6 μm 以下）。

評価・目標・吸入指導の重要性

- 喘息では喘息コントロールテスト（ACT）や ACQ などの質問票、COPD では MRC 息切れスケール、6 分間歩行、CAT 質問票などによって、患者のコントロール状況を客観的に評価することが可能です。また呼吸機能の改善、QOL の向上など、健康な日常生活が送れるようになるように目標を立てます 表1 [1] 図1 [2]。

[1] 一般社団法人日本アレルギー学会喘息ガイドライン専門部会 監:"喘息予防・管理ガイドライン2015". 協和企画, 2015

[2] 日本呼吸器学会 COPD ガイドライン第4版作成委員会 編:"COPD（慢性閉塞性肺疾患）診断と治療のためのガイドライン第4版". pp64-5, 2013

表1 喘息コントロール状態の評価

	コントロール良好 （すべての項目が該当）	コントロール不十分 （いずれかの項目が該当）	コントロール不良
喘息症状（日中および夜間）	なし	週1回以上	コントロール不十分の項目が3つ以上当てはまる
発作治療薬の使用	なし	週1回以上	
運動を含む活動制限	なし	あり	
呼吸機能 （FEV$_1$ および PEF）	予測値あるいは 自己最良値の80%以上	予測値あるいは 自己最良値の80%未満	
PEF の日(週)内変動	20%未満*1	20%以上	
増悪 （予定外受診，救急受診，入院）	なし	年に1回以上	月に1回以上*2

*1：1日2回測定による日内変動の正常上限は 8% である。
*2：増悪が月に1回以上あれば他の項目が該当しなくてもコントロール不良と評価する。

（文献[1]より引用）

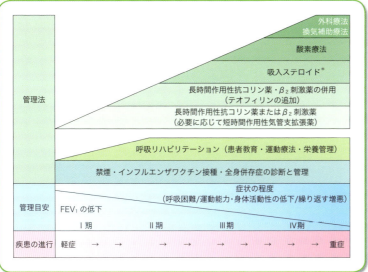

図1 安定期COPDの管理（文献2より引用）

重症度はFEV₁の低下だけではなく，症状の程度や増悪の頻度を加味し，重症度を総合的に判断したうえで治療法を選択する．
＊：増悪を繰り返す症例には，長時間作用性気管支拡張薬に加えて吸入ステロイドや喀痰調整薬の追加を考慮する．

エビデンス 1

吸入指導と患者アドヒアランス

吸入薬の効果は有効成分と病変部に的確に到達することがいちばん重要です．デバイスの性能を考慮したうえで適切な吸入指導 表2 [3]を行うことと，患者自身のアドヒアランスの向上，積極的なセルフマネジメントを維持していくことが，成功のコツにつながります[4]～[7]．

[3] 權　寧博 他：喘息・COPDの吸入療法における患者教育の動向．日内会誌 104：2220-7, 2015

[4] 松倉　聡 他：喘息の薬物治療の現状および問題点．日薬理誌 131：120-5, 2008

[5] 玉置　淳：吸入療法のABC．日呼ケアリハ学誌 25：47-52, 2015

[6] 山口裕礼：吸入指導と治療効果．日呼ケアリハ学誌 24：65-9, 2014

[7] 大林浩幸 他監：喘息/COPD — 患者さんは吸入薬をきちんと使えてますか？ Credentials No79：24-30, 2015

喘息治療

- 吸入薬としては，吸入ステロイド，短時間作用性β₂刺激薬，長時間作用性β₂刺激薬，長時間作用性β₂刺激薬/吸入ステロイド配合薬，クロモグリク酸ナトリウムなどがあります．吸入ステロイドは第一選択薬であり，喘息症状の軽減，QOLや呼吸機能の改善，気道過敏性の軽減，気道炎症の抑制，急性増悪頻度と強度の改善，気道壁のリモデリングの抑制，喘息死亡率の低下などが報告されています[1]．
- 『喘息予防・管理ガイドライン』[1]より，喘息コントロールの評価として表1に示したような基準で判断をしていきます．また治療は強度より4ステップ治療に分けられます 表3 ．

表2 喘息およびCOPD治療に用いられるおもな吸入デバイスの使用法と吸入指導のポイント

	薬剤（商品名）	吸入方法	指導のおもなポイント
pMDI	アドエア®エアゾール キュバール™ フルティフォーム® オルベスコ®	①薬剤をよくふる ②息を吐いた後，吸入口をくわえる ③キャニスターをプッシュ ④プッシュと同時に深く大きく吸う ⑤数秒間，息を止める	●プッシュと吸気を同調させるタイミング ●キャニスターをプッシュする握力があるか ●スペーサーを使用したほうがよいか ●息を吐いた後に吸入しているか ●息止めができているか
タービュヘイラー	パルミコート® シムビコート® オーキシス®	①キャップを外す ②垂直に保持しながら回転グリップを反時計方向に回し戻す ③息を吐いた後，深く大きく吸う ④数秒間，息を止める	●数量計の読み方 ●必要な吸気流速があるか（トレーナーの活用） ●薬剤装填時のダイヤルをまわす方向 ●薬剤装填時の吸入器の向き ●使用開始時の空打ちの回数 ●息を吐いた後に吸入しているか ●空気の取入口を指や唇で塞がない ●息止めができているか
ディスカス	フルタイド® セレベント® アドエア®	①カバーを開ける ②レバーを回す ③吸入器を水平に保持 ④息を吐いた後，深く大きく吸う ⑤数秒間，息を止める	●必要な吸気流速があるか（トレーナーの活用） ●吸入器を水平にして吸入しているか確認 ●息を吐いた後に吸入しているか ●息止めができているか
エリプタ	レルベア® アノーロ®	①カバーを開ける ②吸入器を水平に保持 ③息を吐いた後，深く大きく吸う ④数秒間，息を止める	●必要な吸気流速があるか（トレーナーの活用） ●吸入器を水平にして吸入 ●通気口を塞いでないか ●息を吐いた後に吸入しているか ●息止めができているか
ハンディーヘラー・ブリーズヘイラー	シーブリ® オンブレス® ウルティブロ® スピリーバ®	①カプセルを吸入器に装填 ②ボタンを押しカプセルに穴を開ける ③顔を前にむけて吸入 ④早く長めに吸う ⑤数秒間，息を止める	●吸入器の向きが水平か ●息を吐いた後に吸入しているか ●息止めができているか ●ボタンを押したまま吸入していないか ●カプセル内の残薬確認，残薬多いとき再度吸入する
ソフトミストインヘラー	スピリーバ®	①ボディを回す ②ボタンを押す ③息を吐いた後，深く大きく吸う ④数秒間，息を止める	●キャニスターの装填方法，装填後の空打ち ●本体を回す力があるか，補助具の使用 ●本体を回転させてからキャップを開ける ●息を吐いた後に吸入しているか ●吸入口をくわえた後，ボタンを押しているか ●息止めができているか
ツイストヘイラー	アズマネックス®	①垂直に立てる ②左にまわし，キャップを外す ③息を吐いた後，深く大きく吸う ④数秒間，息を止める ⑤カバーポインターと矢印が重なるようにフタを閉じる ⑥キャップをカチッとなるまで閉める ⑦キャップを閉めた後，キャップポインターと数量計が重なることを確認	●薬剤の装填準備はできているか ●息を吐いた後に吸入しているか ●息止めができているか ●薬剤の正しい仕舞い方をしているか
ディスクヘイラー	フルタイド® セレベント®	①ロタディスクを吸入器に装填 ②レバーを上にあげて穴を開ける ③吸入器を水平に保持 ④息を吐いた後，深く大きく吸う ⑤数秒間，息を止める	●薬剤の装填方法 ●必要な吸気流速があるか ●レバーを十分に上げているか ●息を吐いた後に吸入しているか ●息止めができているか

共通事項：ステロイド吸入薬は吸入後にうがいが必要．

（文献[3]を参照して作成）

表3 喘息治療ステップ

LAMA は治療ステップ 3－4 で使用が推奨されている．

		治療ステップ 1	治療ステップ 2	治療ステップ 3	治療ステップ 4
長期管理薬	基本治療	吸入ステロイド薬（低用量）	吸入ステロイド薬（低～中用量）	吸入ステロイド薬（中～高用量）	吸入ステロイド薬（高用量）
		上記が使用できない場合は以下のいずれかを用いる	上記で不十分な場合に以下のいずれか 1 剤を併用	上記に下記のいずれか 1 剤，あるいは複数を併用	上記に下記の複数を併用
			LABA（配合剤使用可*5）	LABA（配合剤使用可*5）	LABA（配合剤使用可）
		LTRA	LTRA	LTRA	LTRA
		テオフィリン徐放製剤	テオフィリン徐放製剤	テオフィリン徐放製剤	テオフィリン徐放製剤
		※症状が稀なら必要なし		LAMA*6	LAMA*6
					抗 IgE 抗体*2, 7
					経口ステロイド薬*3, 7
	追加治療	LTRA 以外の抗アレルギー薬*1	LTRA 以外の抗アレルギー薬*1	LTRA 以外の抗アレルギー薬*1	LTRA 以外の抗アレルギー薬*1
発作治療*4		吸入 SABA	吸入 SABA*5	吸入 SABA*5	吸入 SABA

ICS：吸入ステロイド薬，LABA：長時間作用性 β_2 刺激薬，LAMA：長時間作用性抗コリン薬，LTRA：ロイコトリエン受容体拮抗薬，SABA：短時間作用性 β_2 刺激薬

*1：抗アレルギー薬は，メディエーター遊離抑制薬，ヒスタミン H_1 拮抗薬，トロンボキサン A_2 阻害薬，Th2 サイトカイン阻害薬を指す．
*2：通年性吸入アレルゲンに対して陽性かつ血清総 IgE 値が 30～1,500 IU/mL の場合に適用となる．
*3：経口ステロイド薬は短期間の間欠的投与を原則とする．短期間の間欠投与でもコントロールが得られない場合は，必要最小量を維持量とする．
*4：軽度の発作までの対応を示し，それ以上の発作についてはガイドラインの「急性増悪（発作）への対応（成人）」の項を参照．
*5：ブデソニド/ホルモテロール配合剤で長期管理を行っている場合には，同剤を発作治療にも用いることができる．長期管理と発作治療を合せて 1 日 8 吸入までとするが，一時的に 1 日合計 12 吸入まで増量可能である．ただし，1 日 8 吸入を超える場合は速やかに医療機関を受診するよう患者に説明する．
*6：チオトロピウム臭化物水和物のソフトミスト製剤．
*7：LABA，LTRA などを ICS に加えてもコントロール不良の場合に用いる．

（文献1より引用）

COPD

- 吸入気管支拡張薬として長時間作用性吸入コリン薬はチオトロピウム，グリコピロニウム，長時間作用性 β_2 刺激薬はサルメテロール，インダカテロール，ホルモテロール，吸入ステロイドはフルチカゾン，長時間作用性 β_2 刺激薬/吸入ステロイド配合薬はサルメテロール/フルチカゾン，ホルモテロール/ブデソニドなどがあります．
- 軽症時には短時間作用性気管支拡張薬を使用し，中等度では長時間作用性気管支拡張薬の定期的な使用や呼吸リハビリテーションの併用，重症では複数の長時間作用性気管支拡張薬併用を行うなど，吸入療法だけではなく多方面からの包括的なアプローチが必要となります 図2 ．

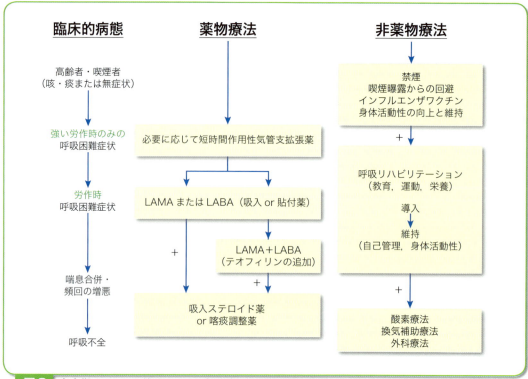

図2 安定期 COPD の管理のアルゴリズム（文献2より引用）
LAMA：長時間作用性抗コリン薬，LABA：長時間作用性β₂刺激薬，＋：加えて行う治療

参考文献
1) 大林浩幸："メカニズムから見る吸入デバイスのピットホール"．日経メディカル，2016
2) 福田早紀子 編："薬剤師だからできる！ しっかり吸入指導"．メディカ出版，2011
3) 宮本昭正 監："気管支喘息及び COPD の吸入療法の手引き"．医薬ジャーナル社，2016

Ⅱ. 呼吸管理の疑問を解決しよう！

適切な気管吸引の方法は？
～もっとも頻度の高いケア，吸引をマスターしよう～

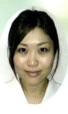

聖路加国際病院 救命救急センター ICU
（急性・重症患者看護専門看護師）
佐藤かおり（さとう）

エビデンス&臨床知

エビデンス
- ☑ 気管吸引はルーチンに行うのではなく，必要時にのみ行われるべきである．
- ☑ 気管上の副雑音聴取とフローボリュームカーブで，のこぎり歯状波形をみとめた場合，気管吸引の必要性を判断する大きな指標となる．
- ☑ 閉鎖式吸引は，SpO_2値や肺容量を維持したまま吸引ができるため，重症呼吸不全患者では大きなメリットとなる．

臨床知
- ☑ 気管吸引の必要性の判断に触診をうまく活用する．
- ☑ 1回の吸引時間は10秒を超えない範囲で，分泌物が貯留している付近ではカテーテルをゆっくり進めることで有効な吸引が行える．
- ☑ 開放式吸引にしたら痰が取れたことは実際にあるが，開放式吸引の必要性は慎重に見きわめなければならない．

はじめに

- 気管吸引は，看護師にとってもっとも頻度の高いケアの一つです．適切な気管吸引は患者の呼吸状態の改善につながりますが，その一方で不適切な気管吸引は患者にとって苦痛であり，合併症の原因にもなりえます．気管吸引の正しい知識を身につけ，日々のケアに活かしていきましょう．

何のために気管吸引をするのか？

- 気管吸引の目的は，気管内に貯留した分泌物を取り除くことにより，気道の開通性を維持し，呼吸仕事量（気道抵抗）や呼吸困難感を軽減すること，肺胞でのガス交換能を維持・改善することです．
- しかし，気管吸引は患者にとって侵襲的な手技であり，どのよう

著者プロフィール（佐藤かおり）
聖路加国際大学看護学研究科博士前期課程修了，聖路加国際病院救命救急センター ICU 勤務，急性・重症患者看護専門看護師

表1 気管吸引の合併症
- 気道粘膜損傷
- 無気肺,肺胞虚脱
- 気管支攣縮
- 低酸素血症
- 不整脈
- 異常血圧（高血圧・低血圧）
- 頭蓋内圧亢進
- 気道感染

な合併症が起こりうるかを十分に理解しておく必要があります 表1 .

気管吸引の頻度

● 気管吸引は「2時間ごと」などの**ルーチンに行うものではなく，きちんと適応をアセスメントし必要時にのみ行われるべき**です．American Association for Respiratory Care（以下，AARC）ガイドライン[1]においても「臨床的適応のある場合にのみ気管吸引を実施するべき」とされており，不必要な吸引は合併症の頻度を高めると報告されています．

> **エビデンス 1**
>
> **気管吸引はルーチンには行わない**
>
> ICUで24時間以上人工呼吸器を装着された患者へルーチンに気管吸引を行った群と，気管吸引が必要なときにのみ行った群を比べた研究では，挿管期間，ICU滞在期間，ICUでの死亡率や肺炎の発生率に差はなく，むしろルーチンに気管吸引を行った群で合併症（低酸素血症,高血圧など）が多くなったと報告されています[2]．
> 勤務交替時に前勤務者から「○○時間ごとに吸引をしてました」と申し送られることは日常多いですが，それを鵜呑みにするのではなく，患者の負担を減らすためにも，そのつど気管吸引の必要性の有無を判断していく必要があります．

[1] American Association for Respiratory Care：AARC Clinical Practice Guidelines. Endotracheal suctioning of mechanically ventilated patients with artificial airways 2010. Respir Care 55：758-64, 2010

[2] Van de Leur JP et al：Endotracheal suctioning versus minimally invasive airway suctioning in intubated patients：a prospective randomized controlled trial. Intensive Care Med 29：426-32, 2003
（エビデンスレベルⅢ）

気管吸引の適切なタイミング

● では，実際に気管吸引が必要な状況は，どのように見きわめたらよいでしょうか．患者自身の咳嗽やその他の侵襲性の少ない方法を実施しても，分泌物を喀出することが困難な場合，以下の所見を**総合的にアセスメントし，適応を判断**します 表2 .

表2　気管吸引の適応

- 分泌物の存在を示す副雑音（低音性連続性ラ音：rhonchi）の聴取または呼吸音の減弱
- 気道内圧の上昇
- 換気量の低下
- フローボリュームカーブで"のこぎり歯状の波形"をみとめる
- ファイティング，チューブ内に喀痰をみとめる
- 酸素化能，二酸化炭素排出の悪化
- 胸部の触診でガスの移動にともなった振動がある

エビデンス2

分泌物貯留を示唆する重要な指標

人工呼吸器装着患者で，分泌物貯留を予測する指標を前向きに観察した研究[3]では，フローボリュームカーブで"のこぎり歯状の波形" 図1 をみとめたときの陽性尤度比は 2.7，陰性尤度比 0.25 であり，気管上に副雑音を聴取した場合の陽性尤度比は 2.5，陰性尤度比 0.45 を示していました．また両者をみとめた場合の陽性尤度比は 14.7 に上昇し，陰性尤度比は 0.42 であったと報告されています．AARC ガイドライン[1]においても，これら2つの指標は分泌物貯留を示唆する重要な指標であると述べられており，実際の臨床で吸引の必要性の有無を判断する際に役立つ指標になると考えられます．

[3] Guglielminotti J et al：Bedside detection of retained tracheobronchial secretions in patients receiving mechanical ventilation：Is it time for tracheal suctioning? Chest 118（4）：1095-9, 2000
（エビデンスレベルV）

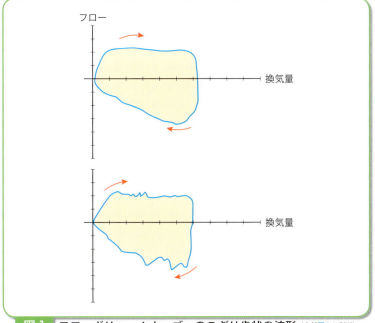

図1　フローボリュームカーブ　のこぎり歯状の波形（文献4より引用）

[4] Drager medical. Curves and Loops in Mechanical Ventilation ―人工呼吸中のグラフィックモニタリング―
https://www.draeger.com/Library/Content/c_グラフィックモニタリング.pdf
（2018.8.6 参照）

臨床知 1　触診をうまく活用しよう！

気管吸引の適応として，胸部の触診は大切な項目の一つですが，経験上，人工呼吸器の患者で気管吸引が必要とされる患者は，挿管チューブを触った際の振動でも分泌物貯留の有無が判断できることが多いと思います．触診はもっとも素早く行えるアセスメントの一つですので，うまく活用していきましょう．

SpO_2 低下は，さまざまな要因がある

- 臨床において「SpO_2 が低下したから，とりあえず吸引してみる」というのはナンセンスです．前述したとおり，気管吸引の必要性はさまざまな指標を総合的に判断して行うべきです．下記に，分泌物貯留以外の SpO_2 低下の原因を示します．

表3　SpO_2 低下の原因
- 血胸，気胸，肺塞栓
- 片肺挿管
- 呼吸抑制
- 循環不全
- センサの汚れ　など

気管吸引の実際

吸引カテーテルの適切なサイズ

- 気管チューブ内径の約 1/2 以下の太さの吸引カテーテルの使用が推奨されています．
- 3 Fr＝約 1 mm のため，吸引カテーテルは気管チューブの 1.5 倍のサイズのものを使用します．
- 7.5〜8.5 mm の気管チューブであれば 12 Fr の吸引カテーテルを選択するとよいでしょう．
- 吸引により無気肺を起こす原因の一つは，吸引により肺内のガスを吸引してしまうことです．吸引カテーテルが太いほど肺内から吸引される流量は多くなるため，適切なサイズのカテーテルを選択することが重要です．

適切な吸引圧，吸引時間は？

- これまでのところ，適切な吸引圧を示す信頼性のある文献はありません．吸引圧が低すぎると，短時間で有効な吸引ができず，逆

に吸引圧が高すぎると肺内のガスを多量に吸引し，無気肺の原因となります．
- 吸引圧は最大 150 mmHg（20 kPa）以下とし，1 回の吸引時間は 10 秒以下とすることが推奨されています．
- 15 秒以内の気管吸引を行っても，動脈血酸素飽和度の値が吸引前の値よりも低下していることが報告されているため[5]，**吸引時間は短いほどよい** 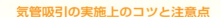 とされています．

[5] Petersen GM et al：Arterial oxygen saturation during nasotracheal suctioning. Chest 76：283-7, 1979

臨床知 2

気管吸引の実施上のコツと注意点

吸引時間は短いほどよいとされていますが，経験上，吸引中に分泌物が貯留していると思われる付近では，カテーテルの引き抜きを少し止めて待つことで，しっかりと分泌物を吸引することができます．ただし，分泌物が貯留していない部分ではカテーテルを素早く引き抜き，推奨される 1 回の吸引時間（10 秒以下）は超えないようにすることが重要です．また，分泌物が取りきれない場合，加湿や体位ドレナージが有効に行えているかをアセスメントし，必要時医師に気管支鏡にて分泌物を吸引してもらうことも検討する必要があります．

適切なカテーテル挿入の長さは？

- 吸引カテーテル挿入は，カテーテル先端が気管チューブから出ない程度まで挿入することが推奨されています．気管分岐部などにあたって抵抗を感じる程度まで挿入すると，気管や気管支壁を損傷する危険性があるといわれているため，注意が必要です．

吸引圧をかけながら挿入してもよいか？

- 吸引カテーテル挿入中に吸引圧をかけるのか，かけないのかの信頼性の高いエビデンスはありません．
- 吸引しながら挿入することで，近くにある分泌物をすぐに吸引できるというメリットがある一方，吸引している時間が増え，肺内の気体を多く吸引してしまうというデメリットもあります．
- また吸引圧をかけずに挿入して気管内で開放すると，急に陰圧がかかることで気管壁に吸い付き粘膜損傷を起こしたり，気道内の気体が一気に奪われ低酸素状態をひき起こす可能性もあります．
- それぞれのメリット，デメリットを知り，患者の状態に合わせた方法を選択することが重要です．

吸引前の100％酸素投与

- 吸引により，気管内の酸素も吸引され低酸素血症を起こしやすいため，酸素飽和度が低下してしまう可能性のある患者には，吸引前に100％酸素投与を行っておくことが推奨されています．
- ただし，酸素分圧や酸素飽和度が安定した患者の場合には，必ずしも必要ではありません．

開放式吸引と閉鎖式吸引は，どっちがいいの？

- 開放式吸引と閉鎖式吸引の大きな違いは「吸引時に大気に開放されるか」です．
- 閉鎖式吸引は，人工呼吸器の回路を外さずに吸引できるため，終末呼気陽圧（positive end expiratory pressure：PEEP）レベル，酸素濃度を維持しながら吸引することができます．
- 重症呼吸不全患者では，とくにPEEP付加が重要となります．開放式吸引を行うことで，PEEPが解除され肺胞虚脱を起こし，低酸素血症を助長するため，肺機能に大きな侵襲を与えてしまいます．

エビデンス3

閉鎖式吸引のメリット

開放式吸引を行うことで，図2 に示すように肺容量は大きく低下し，SpO₂の低下もみとめられますが，閉鎖式吸引ではあまり変化しません[6] 図3 ．重症呼吸不全患者の人工呼

[6] Cereda M et al：Closed system endotracheal suctioning maintains lung volume during volume-controlled mechanical ventilation. Intensive Care Med 27（4）：648-54, 2001

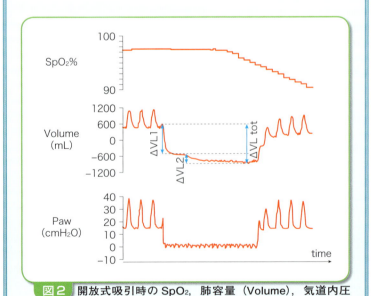

図2 開放式吸引時のSpO₂，肺容量（Volume），気道内圧（Paw）の変化

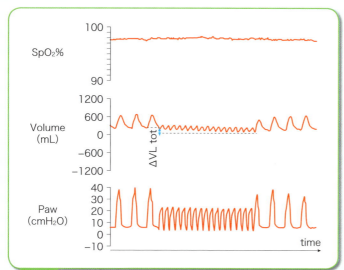

図3 閉鎖式吸引時のSpO₂，肺容量（Volume），気道内圧（Paw）の変化

吸管理において，肺容量を維持したまま吸引が行えることは大きなメリットだといえます．

閉鎖式吸引で痰が取りきれていない？

- 閉鎖式吸引と開放式吸引を比べても，分泌物の吸引量に差はありません．
- VAP発生率も差がないといわれています．

臨床知3　**開放式吸引は慎重に必要性を見きわめて！**
しかし実際，閉鎖式吸引で痰が吸引できなかったけれど，開放式吸引にしたら痰が吸引できたという経験を何度かしたことがあります．これは，（とくに高PEEPの患者で）回路を外した際，肺容量が一気に低下し，呼気流速が増加することで吸引量が増えたことが一因と考えられます．ただし，前述したように，開放式吸引ではPEEPが解除されてしまうため，人工呼吸管理上推奨される方法とは必ずしもいえません．患者の状態をアセスメントし，本当に開放式吸引が必要かどうかを見きわめていく必要があります．

吸引後の観察

- SpO$_2$値，換気量・気道内圧の変化，グラフィックモニタなど，気管吸引が必要と判断した指標が改善しているか，必ず聴診や触診を行い，気管吸引の評価を行いましょう．
- また合併症の有無がないかも必ず確認しましょう．

おわりに

- 気管吸引はもっとも頻度の高いケアですが，適切な知識と技術が必要不可欠です．
- 患者のなかには，気管吸引をされたことがもっとも苦痛をともなった場面の記憶となっている場合が多く見受けられます．
- 適切な気管吸引の方法を習得して，よりよいケアにつなげていきましょう．

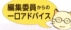

気管吸引という行為は，やり方を少々学べば誰にでもできる手技と理解されていることが少なくありません．ある人にとっては，気管（気道を含む）吸引は日常的な行為になっており，「たかが気管吸引」として扱われているようにも見受けられます．
たしかに，気管吸引を数多経験している人にとっては，いとも簡単に行えるスキルであり，また，深く論じあうようなテクニックでもないと感じるかもしれません．手技・方法は比較的単純で，使用する物品はさほど多くありません．さらに，複雑な構造の装置もありません．
しかし，実際の臨床場面では，この気管吸引の手技によって患者の生命にかかわるような合併症が生じる場合もあります．つまり，気管吸引は「やりように」よっては，きわめて侵襲の高く，患者に多大な悪影響を与えてしまう行為なのです．
この「気管吸引は患者にとって侵襲的行為である」という大前提の基に，可能なかぎり安全かつ安心なスキルをもって実践することが大切だといえます．そこで，「たかが気管吸引」ではなく，実際は「されど気管吸引，侮るなかれ」であることを強調したいと思います．
どれだけ気管吸引を経験しても，「今，やろうとしている気管吸引は，患者にとって本当に必要ですか？」と自問する姿勢を忘れずに実践しましょう．

Ⅱ. 呼吸管理の疑問を解決しよう！

呼吸理学療法の効果は？
～急性呼吸不全患者に対する呼吸理学療法のエビデンスと臨床現場での実際～

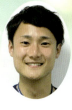

1) 長崎大学病院リハビリテーション部
2) 長崎大学大学院医歯薬学総合研究科 内部障害リハビリテーション学分野

名倉 弘樹[1]（写真）
及川 真人[1),2)], 花田 匡利[1),2)], 神津 玲[1),2)]

エビデンス&臨床知

エビデンス
- ☑ 体位管理には予防的体位管理と治療的体位管理があり，目的に応じた使い分けが大切．
- ☑ モビライゼーションは筋力低下などの廃用症候群の予防・改善や，ADLの早期改善，人工呼吸器離脱を促進する効果がある．

臨床知
- ☑ 急性呼吸不全患者に対する気道クリアランス手技は体位ドレナージが中心であるが，相乗効果を期待して徒手的排痰手技が用いられるケースもある．
- ☑ 徒手的排痰手技は，効果に関する科学的な根拠が不足しているため，ルーチンな適用は控えるべきであり，あくまでオプションとして位置づける．
- ☑ モビライゼーション実施中の安全性を確保するためには，開始基準や中止基準を設定，スタッフ間で共有するとともに，多職種協働での介入が必要となる．

急性呼吸不全に対する呼吸理学療法とは

● 呼吸理学療法とは，呼吸障害の予防と治療を目的に呼吸機能へ直接的に働きかける理学療法の手段と定義され[1]，呼吸障害患者を多職種によって包括的にサポートする呼吸リハビリテーションの構成要素の一つです．対象となる呼吸障害は，急性期から慢性期まで幅広く，とくに急性呼吸不全においては，肺容量の増大や換気血流比不均等分布の是正，貯留する気道分泌物の誘導・排出による酸素化の改善と呼吸仕事量の軽減を主たる目的とし，呼吸状態の安定化と早期改善に貢献することを目標とします[2]．呼吸理学療法は，リラクセーション，呼吸練習，胸郭可動域練習，呼吸筋トレーニング，気道クリアランス手技，モビライゼーションによって構成されます．

● 本稿では，急性呼吸不全に対する呼吸理学療法手技のなかでも臨床上，使用頻度が高い体位管理や気道クリアランス手技，モビラ

[1] 神津 玲：呼吸理学療法の歴史・定義・展望. "呼吸理学療法標準手技" 千住秀明 他編. 医学書院, pp46-9, 2011

[2] 神津 玲 他：急性呼吸不全に対する呼吸理学療法. 人工呼吸 33：40-5, 2016

筆頭著者プロフィール（名倉弘樹）

長崎大学大学院 医歯薬学総合研究科 卒業
2013年 千葉県立保健医療大学卒業，2015年 長崎大学大学院医歯薬学総合研究科修士課程修了，同年より長崎大学病院リハビリテーション部勤務
本稿が臨床現場で役立つとともに，呼吸障害患者さんの回復に少しでも手助けとなることを心から念願します．

イゼーションに関するエビデンスと，臨床現場における実際について解説します．

呼吸理学療法の構成とその効果，臨床現場での実際

体位管理

- 体位管理は，体位変換を行うことで特定の体位を一定時間保持する方法です．適用される体位は完全側臥位や後傾側臥位，前傾側臥位，腹臥位，坐位であり，その目的は安静臥床によって生じる呼吸器合併症の「予防」と，すでに生じた肺障害の「治療」の2つに大別されます．

1．予防的体位管理

- 予防的体位管理には，30～45°背上げ坐位と後傾側臥位が該当します．前者に関しては，肺容量，とくに機能的残気量を増大させ，酸素化が改善するといわれています[3]．また，Drakulovicら[4]は，45°背上げ坐位での管理と背臥位管理を比較した結果，45°背上げを行った場合の人工呼吸関連肺炎の発症率が有意に低下したことを報告しています．加えて，人工呼吸管理を要する急性呼吸不全患者をおもな対象としたガイドライン[5]においても，45°背上げ坐位を可能なかぎり行うべきであると記載されています．このように，背上げ坐位が呼吸器合併症予防に重要であり，臨床現場でも可能なかぎり実践していく必要があります．しかし，人工呼吸管理中の背上げ坐位の有効性が示されている一方で，van Nieuwenhovenら[6]は，45°背上げ坐位を管理目標としていたところ，実際に行われていた背上げの平均角度は約20°程度であったと報告しました．実際の臨床場面では30～45°の背上げを確実かつ一定時間維持するためには，スタッフがより意識して行う必要があるといえます．
- また，循環動態が不安定な患者では，背上げにより血圧低下をきたし，その保持が難しい場合があります．臨床上，背上げ坐位が実施できないほどの循環動態が不安定な患者には，30°程度の後傾側臥位を用います．無気肺や肺炎といった呼吸器合併症は，長時間の背臥位管理による背側肺領域の虚脱，不顕性誤嚥を主要因として生じることが知られています．したがって，予防的体位管理としてこのような30～45°背上げ坐位や後傾側臥位を組み合わせながら，2～3時間おきに異なる体位での管理を行うことが重要といえます．

2．治療的体位管理 図1

- 治療的体位管理は原則として，病変側が上側になる体位をとることによって，虚脱肺領域の拡張，換気血流比不均等の是正あるいは気道クリアランスを図り，酸素化の改善を期待します[7]．たと

[3] Agostoni E et al：Statics of the respiratory system. "Handbook of Physiology" Ed by Fenn WO et al. American Physiological Society, pp387-409, 1964

[4] Drakulovic MB et al：Supine body position as a risk factor for nosocomial pneumonia in mechanically ventilated patients a randomized trial. Lancet 354：1851-8, 1999
（エビデンスレベルⅡ）

[5] Canadian Clinical Practice Guidelines 2009 Summary of Topics and Recommendations.
https://www.criticalcarenutrition.com/docs/cpg/5.4Bodyposition_FINAL.pdf（2018.8.6参照）
（エビデンスレベルⅠ）

[6] van Nieuwenhoven CA et al：Feasibility and effects of the semirecumbent position to prevent ventilator-associated pneumonia：a randomized study. Crit Care Med 34：396-402, 2006
（エビデンスレベルⅡ）

[7] Stiller K et al：Physiotherapy in intensive care：towards an evidence-based practice. Chest 118：1801-13, 2000
（エビデンスレベルⅠ）

えば，片側肺病変に対しては完全側臥位を，下側肺障害には腹臥位を適用することになります．

エビデンス 1

腹臥位は ARDS の予後を改善する

腹臥位は重症の急性呼吸窮迫症候群（acute respiratory distress syndrome：ARDS）患者の生命予後を改善させることが報告されています[8]．ARDS の多くは下側肺障害を合併し，高度な換気血流比の不均等，すなわち肺内シャント率の増加の結果として重篤な低酸素血症をひき起こすとともに，人工呼吸関連肺損傷のリスクを高めるといわれています[9]．下側肺障害のおもな成立条件は長時間の背臥位管理であるため，背臥位とは反対の腹臥位による体位管理が治療手段となります．

[8] Guérin C et al：Prone positioning in severe acute respiratory distress syndrome. N Engl J Med 368：2159-68, 2013
（エビデンスレベルⅡ）

[9] Slutsky AS et al：The acute respiratory distress syndrome, mechanical ventilation, and the prone position. N Engl J Med 345：610-2, 2001

完全側臥位

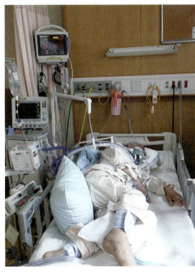

前傾側臥位

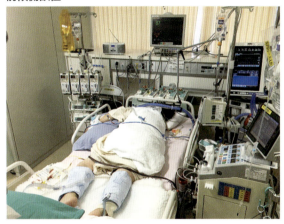

腹臥位

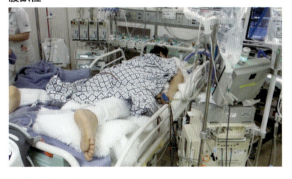

図1 治療的体位管理
体位管理を行う際は，マンパワーなどと総合して適応体位と実施頻度，時間を検討する．また，体位管理中は有害事象が起こらないよう，または有害事象を早期発見できるよう各種モニタリングの徹底が必要である．

- 腹臥位は，重力による下側（障害）肺領域からの肺血管外水分の移動や心臓による圧迫の解除，横隔膜運動促進による下側肺領域の換気を増大させることが主要な改善機序となります．その結果，換気血流比不均等分布を是正し，酸素化を有意に，ときには劇的に改善させます[10]．また，下側肺領域のリクルートメントと健常肺領域の過伸展の抑制が得られることで肺内換気の均一化が促され，肺損傷を防止する効果も確認されています．とくに12時間以上の長時間にわたる腹臥位管理は肺保護戦略の役割を担うものであり，これが重症ARDS患者の生命予後改善につながることが報告されています[11]．Huらの報告では，ARDSに対する腹臥位管理は，P/F ratio≦100，PEEP≧10 cmH$_2$Oを対象に12時間以上の実施を推奨しています[12]．

- 重症ARDSに対する腹臥位管理の適用は長時間腹臥位管理と理学療法による短時間腹臥位管理に分類され，その目的，適応はそれぞれ明確に区別されます[13]．長時間腹臥位管理は，先述した肺保護戦略としての生命予後改善を目的とした独立した1つの治療体系と位置づけられます．一方で，理学療法における短時間（2〜8時間）腹臥位管理は，気道分泌物のドレナージ，虚脱肺胞の再拡張，酸素化の改善，人工呼吸管理の早期離脱が主たる目的となり，適応は短時間くり返しの管理で改善が期待できる限局病変，それにともなう病態や臨床状態となります．実施にあたっては，目的とする反応の出現を評価するとともに，20以上のP/F ratio上昇をもって有効性と介入継続の必要性が判断されます[14]．

- 腹臥位は前述のとおり，重症ARDSに対して多大な効果を発揮する一方で，体位変換にあたっては多くのラインおよびルート類に加えて，皮膚トラブルや循環動態の変動をともないやすく，マンパワーやスタッフの習熟を必要とします．神津ら[15]は，側臥位と腹臥位の中間体位である前傾側臥位は，腹臥位には劣るものの酸素化を有意に改善させ，マンパワーや合併症は腹臥位と比較して有意に少ないことを報告し，腹臥位管理の代用体位あるいはオプションとしての有用性を示しています．実際の臨床現場においては，体外循環の必要なリスクの高い重症例や，一般病棟などマンパワーの確保が難しい場合には，前傾側臥位は腹臥位管理の代用として有用と筆者らは考えます．

- 体位管理の選択や実施時間，介入のタイミングに関しては，肺病変の部位や広がり，酸素化障害の程度や体位管理に対する反応性，マンパワー，呼吸循環動態，ラインおよびルート類を総合的に評価し，個々の状態に応じて医師および看護師，理学療法士らで協議したうえで決定します．体位管理中も経時的にモニタリングを行い，かつ患者の状態観察を十分に行う必要があります．効果判定のみならず，異常所見の早期発見に努め，状態が悪化した場合にはすみやかに元の体位に戻すことが重要です．

[10] Sud S et al：Effect of mechanical ventilation in the prone position on clinical outcomes in patients with acute hypoxemic respiratory failure a systematic review and meta-analysis. CMAJ 178：1153-61, 2008
（エビデンスレベルⅠ）

[11] Ferguson ND et al：The Berlin definition of ARDS：an expanded rationale, justification, and supplementary material. Intensive Care Med 38：1573-82, 2012
（エビデンスレベルⅠ）

[12] Hu SL et al：The effect of prone positioning on mortality in patients with acute respiratory distress syndrome：a meta-analysis of randomized controlled trials. Crit Care 18：R109, 2014
（エビデンスレベルⅠ）

[13] 及川真人 他：ICUにおける理学療法の早期介入．呼吸器内科 33：59-65, 2018
（エビデンスレベルⅥ）

[14] Gattinoni L et al：Prone-Supine Study Group. Decrease in PaCO$_2$ with prone position is predictive of improved outcome in acute respiratory distress syndrome. Crit Care Med 31：2727-33, 2003
（エビデンスレベルⅡ）

[15] 神津 玲 他：前傾側臥位が急性肺損傷および急性呼吸促迫症候群における肺酸素化能，体位変換時のスタッフの労力および合併症発症に及ぼす影響．人工呼吸 26：82-9, 2009
（エビデンスレベルⅡ）

気道クリアランス手技

1. 気道クリアランス手技の適応

- 気道クリアランス手技とは，気道内に貯留する分泌物の誘導・排出を目的とした気道管理の方法であり，排痰法ともよばれます．気道クリアランス手技はすべての呼吸障害患者に適用するものでありません．その適応は，明らかな気道分泌物貯留をみとめ，かつ気管吸引などの標準的ケアでも分泌物が除去されない場合や，咳嗽効果が不十分で自己喀出が困難な場合，それらが原因で酸素化障害を呈している場合に限定されます．代表的な気道クリアランス手技を 図2 [16] に示しますが，急性呼吸不全では体位ドレナージが中心となります．

[16] 神津 玲 他：吸引と呼吸理学療法. 理学療法学 39：141-6, 2012

2. 体位ドレナージと徒手的排痰手技

- 体位ドレナージは，気道分泌物が貯留した末梢肺領域が高い位置に，中枢気道が低い位置になるような体位（排痰体位）をとり，重力の作用によって貯留分泌物の誘導・排出を図る方法です．急性呼吸不全患者は，循環動態が不安定であることが多く，さらに患者の耐性や安全性などの問題もあるため，一般的には修正排痰体位がよく用いられます．修正排痰体位とは，下葉肺底区からのドレナージのために適用される頭低位を併用せずに，単に分泌物が貯留する肺領域が上側になる体位をとるものです．急性呼吸不全患者では背臥位で管理される時間が長いため，気道分泌物は圧倒的に背側肺領域，つまり下葉に貯留します．したがって，臨床現場での修正排痰体位は，上記の領域を介入対象とする完全側臥

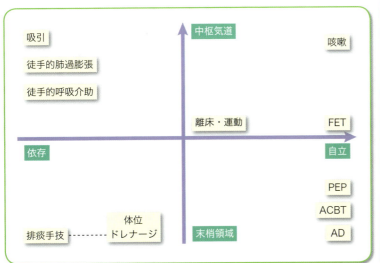

図2 気道クリアランス手技の選択（文献[16]より引用）

気道クリアランス手技の選択基準は，排出障害の機序，貯留分泌物の性状や量あるいは貯留部位，介助の必要度に依存する．
FET：forced expiratory technique（強制呼出手技），PEP：positive expiratory pressure（呼気陽圧療法），ACBT：active cycle of breathing techniques（アクティブサイクル呼吸法），AD：autogenic drainage（自立性排痰法）

位，前傾側臥位，腹臥位が多用されます．

- また，体位ドレナージとの相乗効果を期待して徒手的排痰手技が用いられるケースもあります．徒手的排痰手技には，おもに軽打法と振動法が以前から用いられてきました[2]．いずれの手技も胸壁に振動刺激を加えることで，気道壁に存在する分泌物をふるい落とすことを作用原理としますが，その科学的な根拠は得られていません[7]．とくに人工呼吸管理中に対する有効性は不明であり，酸素化の改善などの即時効果あるいは，人工呼吸期間の短縮や生命予後への影響に関しても明らかにされていません．加えて，急性呼吸不全患者に対する軽打法や振動法の適用が，疼痛や不整脈[17]，圧損傷[18]などの有害事象をひき起こしたことが報告されているため，漫然とした実施は控えるとともに，仮に実施する場合は，患者の表情や心電図モニタ，パルスオキシメータなどによる経時的なモニタリングが必要となります．

- また，軽打法や振動法とは別にスクイージングという徒手的排痰手技もあります．スクイージングは排痰体位をとり，気道分泌物の貯留する胸郭を呼気時に圧迫し，吸気時に開放する手技と定義されます．その作用原理は，胸郭の圧迫にともなう換気量や呼気流速の増加によって気道分泌物を押し出すことです．スクイージングは安全に実施でき，気道分泌物の誘導・排出に効果的と考えられていますが[19]，その根拠は十分に示されていません．Moreiraら[20]は，人工呼吸管理中の急性呼吸不全患者を対象に本手技を適用した結果，動的肺コンプライアンスの改善，一回換気量の増加，SpO_2の上昇，気道抵抗の低下をみとめています．しかし一方で，Borgesら[21]は，人工呼吸管理中に本手技を適用しても換気量や静的・動的肺コンプライアンスには変化がなかったとも報告しており，一定の見解が得られていません．

- 以上のことから，徒手的排痰手技を体位ドレナージに併用する意義と必要性に関しては不明であり，ルーチンに適用することは否定され，あくまでオプションとして位置づけるべきです．

[17] Gross J et al：A randomised controlled equivalence trial to determine the effectiveness and cost-utility of manual chest physiotherapy techniques in the management of exacerbations of chronic obstructive pulmonary disease（MATREX）. Health Technol Assess 14：1-147, 2010
（エビデンスレベルⅡ）

[18] Shannon H et al：Effect of chest wall vibration timing on peak expiratory flow and inspiratory pressure in a mechanically ventilated lung model. Physiotherapy 96：344-9, 2010
（エビデンスレベルⅢ）

[19] 宮川哲夫：呼吸管理における呼吸理学療法の意義．救急医学 26：1577-83, 2002

[20] Moreira FC et al：Changes in respiratory mechanics during respiratory physiotherapy in mechanically ventilated patients. Rev Bras Ter Intensiva 27：155-60, 2015
（エビデンスレベルⅢ）

[21] Borges LF et al：Expiratory rib cage compression in mechanically ventilated adults：systematic review with meta-analysis. Rev Bras Ter Intensiva 29：96-104, 2017
（エビデンスレベルⅠ）

臨床知1　そもそも必ず排痰をしないといけないの？

徒手的排痰手技は，前述のとおり，その有効性については一定の見解が得られていません．実際の臨床現場において手技の適応を検討する場合，まず前提として排痰の必要性について熟慮する必要があります．適応基準ならびに標準的なケア（適切な加温・加湿管理，口腔ケア，体位管理，離床）では改善が図れない場合に，患者評価に基づいて適切な手技を選択していきます．
最近では，早期モビライゼーションによるメリット[22]（肺容量増加や気道粘液線毛機能改善にともなう気道クリアランス効果，意識レベル，身体機能・ADLの向上）と気道クリア

[22] Stiller K：Safety issues that should be considered when mobilizing critically ill patients. Crit Care Clin 23：35-53, 2007

ランス手技を単独で適用するデメリット（労力を要す，手技の標準化，安全性の問題）から，限られた時間のなかでは，優先順位としては早期モビライゼーションが高く，気道クリアランス手技に時間を割く余裕は少なくなってきている現実が，多忙な臨床現場にはあります[23]．

モビライゼーション

● 人工呼吸管理下にある患者は，不安定な全身状態や鎮静により安静臥床を強いられていることが多く，気道分泌物の貯留や下側肺障害の発生，さらには不動による二次的な身体運動機能障害を併発するリスクが高い状態にあります．これらの問題に対して，モビライゼーション（四肢の運動や身体活動としての離床と運動療法の総称）の実施が不可欠です．

エビデンス 2

モビライゼーションの目的と有効性

モビライゼーションには2つの目的があり，1つは運動にともなう呼吸機能への影響，もう1つは身体運動機能への効果を期待するものです．前者は，運動にともなう換気および酸素需要の亢進によって，肺容量の増大と，それにともなう気道分泌物の移動を促進し，気道クリアランス効果が期待されます[22]．後者は，安静臥床によってひき起こされる筋力低下などの廃用症候群の予防・改善や，ADLの早期改善，さらには人工呼吸器離脱を促進するという副次的な有効性も報告されています[24,25]．加えて，患者の長期的な予後を回復させる手段として，その有効性が示されています[26]．

● 従来から離床を中心とした早期モビライゼーションの有効性は認識されていましたが，対象者の不安定な全身状態に加えて，ラインおよびルート類，気管チューブの事故抜去，バイタルサインの有意な変動など，医療スタッフの安全面への不安が早期離床の障壁[27]となり，人工呼吸管理下の患者に対する離床の実施頻度はまだ少ないのが現状です[28]．早期からの運動や離床の安全性は立証されていますが[29,30]，少なからず有害事象が存在することは事実です[31]．モビライゼーション実施中の安全性を確保するためには，一定の開始基準 表1 [32]や中止基準 表2 に従うとともに，各実施スタッフが患者の病状を十分に評価し，モニタリングやリスク管理の下，多職種協働での介入が必須となってきます．とくに看護師と理学療法士が協働で離床を行うことが安全性の観点では

[23] 神津 玲 他：気道クリアランス法．月刊ナーシング 35：75-7, 2015
（エビデンスレベルVI）

[24] Yosef-Brauner O et al：Effect of physical therapy on muscle strength, respiratory muscles and functional parameters in patients with intensive care unit-acquired weakness. Clin Respir J 9：1-6, 2015
（エビデンスレベルII）

[25] Schweickert WD et al：Early physical and occupational therapy in mechanically ventilated, critically ill patients：a randomized controlled trial. Lancet 373：1874-82, 2009
（エビデンスレベルII）

[26] Hodgson C et al：Early mobilization and recovery in mechanically ventilated patients in the ICU：a binational, multi-centre, prospective cohort study. Crit Care 19：81, 2015
（エビデンスレベルIV）

[27] Parry SM et al：Factors influencing physical activity and rehabilitation in survivors of critical illness：a systematic review of quantitative and qualitative studies. Intensive Care Med 43：531-42, 2017
（エビデンスレベルI）

[28] Nydahl P et al：Early Mobilization of Mechanically Ventilated Patients：A 1-Day Point-Prevalence Study in Germany. Crit Care Med 42：1178-86, 2014
（エビデンスレベルIV）

[29] Nydahl P et al：Complication related to early mobilization of mechanically ventilated patients on Intensive Care Units. Nurs Crit Care 21：323-33, 2014
（エビデンスレベルIV）

[30] Hodgson CL et al：Expert consensus and recommendations on safety criteria for active mobilization of mechanically ventilated critically ill adults. Crit Care 18：658, 2014

[31] Bailey P et al：Early activity is feasible and safe in respiratory failure patients. Crit Care Med 35：139-45, 2007

[32] 日本集中治療医学会早期リハビリテーション検討委員会：集中治療における早期リハビリテーション〜根拠に基づくエキスパートコンセンサス〜．日集中医誌 24：255-303, 2017

表1 早期モビライゼーションの開始基準

指　標		基準値
意　識	Richmond Agitation Sedation Scale（RASS）	－2≦RASS≦1 30分以内に鎮静が必要であった不穏はない
疼　痛	自己申告可能な場合 Numeric Rating Scale（NRS）もしくは Visual Analogue Scale（VAS）	NRS≦3 もしくは VAS≦3
	自己申告不能な場合 Behavioral Pain Scale（BPS）もしくは Critical-Care Pain Observation Tool（CPOT）	BPS≦5 もしくは CPOT≦2
呼　吸	呼吸回数	＜35/分が一定時間持続
	酸素飽和度（SpO_2）	≧90％が一定時間持続
	吸入酸素濃度（FiO_2）	＜0.6
人工呼吸器	呼気終末陽圧（PEEP）	＜10 cmH_2O
循　環	心拍数（HR）	HR：≧50/分もしくは≦120/分が一定時間持続
	不整脈	新たな重症不整脈の出現がない
	虚血	新たな心筋虚血を示唆する心電図変化がない
	平均血圧（MAP）	≧65 mmHg が一定時間持続
	ドパミンやノルアドレナリン投与量	24時間以内に増量がない
その他	●ショックに対する治療が施され，病態が安定している ●自発覚醒トライアル（Spontaneous Awakening Trial：SAT）ならびに自発呼吸トライアル（Spontaneous Breathing Trial：SBT）が行われている ●出血傾向がない ●動くときに危険となるラインがない ●頭蓋内圧（intracranial pressure：ICP）＜20 cmH_2O ●患者または患者家族の同意がある	

元の血圧を加味すること．各数字については経験論的なところもあるので，さらなる議論が必要といわれている．

(文献62より引用)

重要であり，離床の注意点やリスク，介助方法について日ごろから情報交換を行う必要があります．各職種が協働して積極的に離床を進めることによって，離床時間や頻度が増加し，早期からの人工呼吸器離脱や身体運動機能の改善，ADL向上に寄与すると考えます．

まとめ

●本稿では，おもに急性呼吸不全の患者を対象とした体位管理や気道クリアランス手技，ならびにモビライゼーションに関するエビデンスや臨床現場での実際について解説しました．エビデンスに基づいた呼吸理学療法の適用はもちろん大切なことですが，筆者らは事前に患者の評価を十分に行い，注意点やリスク，適応について検討したうえで手技を適用することが実際の臨床現場ではとくに重要であることを強調します．さらには，手技を適用した後も，その患者にとっていちばん適した介入であったかを評価し，多職種で情報交換と共有を行い，統一した介入方針の下でチームアプローチを実践していくことが患者の早期回復につながると考えます．

表2　早期モビライゼーションの中止基準

カテゴリー	項目・指標	判定基準値あるいは状態	備考
全体像 神経系	反応	明らかな反応不良状態の出現	呼びかけに対して傾眠，混迷の状態
	表情	苦悶表情，顔面蒼白，チアノーゼの出現	
	意識	軽度以上の意識障害の出現	
	不穏	危険行動の出現	
	四肢の随意性	四肢脱力の出現/急速な介助量の増大	
	姿勢調節	姿勢保持不能状態の出現/転倒	
自覚症状	呼吸困難	突然の呼吸困難の訴え/努力呼吸の出現	気胸，PTE/修正 Borg scale 5〜8
	疲労感	耐えがたい疲労感/患者が中止を希望/苦痛の訴え	
呼吸器系	呼吸数	<5/分あるいは>40/分	一過性の場合は除く
	SpO_2	<88%	
	呼吸パターン	突然の吸気あるいは呼気努力の出現	聴診など気道閉塞の所見もあわせて評価
	人工呼吸器	不同調/バッキング	
循環器系	HR	運動開始後の心拍数減少や徐脈の出現 <40/分または>130/分	一過性の場合を除く
	心電図所見	新たに生じた調律異常/心筋虚血の疑い	
	血圧	収縮期血圧>180 mmHg 収縮期あるいは拡張期血圧の20%低下 平均動脈圧<65 mmHg または >110 mmHg	
デバイス	人工気道の状態 経鼻胃チューブ 中心静脈カテーテル 胸腔ドレーン 創部ドレーン 膀胱カテーテル	抜去の危険性（あるいは抜去）	
その他	患者の拒否		
	中止の訴え		
	活動性出血の示唆	ドレーン排液の性状	
	術創の状態	創部離開のリスク	

介入の完全中止あるいは，いったん中止して経過を観察，再開するかは患者状態から検討，判断する．
PTE：pulmonary thromboembolism（肺血栓塞栓症）．

(文献32より引用)

呼吸理学療法の効果に関する科学的根拠は，まだ明らかになっていませんし，その効果の有無に関する研究自体も不足しています．しかし，臨床現場においては，その呼吸理学療法が功を奏する例も少なくありません．したがって，今後への期待は，前述の課題をクリアしながら，臨床実践の結果に相応した科学性の追求にかかっているものと思われます．

現段階においては，臨床実践のなかで呼吸理学療法を一つのオプションとして選択する際には，いずれの職種の方が実践しようとも正しい手技を獲得したうえでの実践が不可欠です．
また，その適応，選択，効果の評価を行ってゆくことは当然のことですね．それを実行しない，単なる実践オンリーは厳禁です！

Ⅱ．呼吸管理の疑問を解決しよう！

腹臥位療法の効果は？
～患者さんを"うつぶせ"にするってどうなんでしょう？～

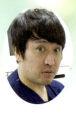

地方独立行政法人 神戸市民病院機構 神戸市立医療センター西市民病院
救急・集中治療部（急性・重症患者看護専門看護師） 荒木 敬雄（あらき のりお）

エビデンス & 臨床知

エビデンス
- ☑ 背側肺障害を有する病態では，腹臥位療法によって酸素化の改善がみられる．
- ☑ 成人 ARDS 患者（とくに中等症・重症例）では，腹臥位管理を施行することが提案されている．

臨床知
- ☑ 仰臥位から腹臥位への変換は，各段階で全身状態の悪化がないことを確認しながら慎重に行う．
- ☑ 筆者の経験上，腹臥位療法を安全に行うには最低 4 人の人員が必要．
- ☑ 腹臥位療法の実施時間や回数については，明確な基準はないので，他職種と相談して患者の状態に合わせて実現可能性を十分に考えて行うことが重要です．

腹臥位療法とは

- 腹臥位とはどのような姿勢でしょうか？　腹臥位は，人間の体位（臥位）の一つで，腹部をベッドに付けて寝ている状態です．「うつぶせ」ともよばれます．

- 腹臥位療法とは「急性呼吸不全に対する治療法の一つで，腹臥位で人工呼吸療法をおこなう」[1]ことをいいます．腹臥位療法は，患者の体位を腹臥位に変えることで，肺内換気を均一化にして，換気血流比不均衡分布を是正し，酸素化を改善させる方法です．玉木（2017）によると，腹臥位療法はあくまでも腹臥位を一定時間維持する方法であり，体位ドレナージの目的での腹臥位は喀痰の貯留部位に応じてその領域が上になるような体位を取るため，腹臥位療法とは目的が少し異なること[2]を述べています．

[1] 日本救急医学会ホームページ，医学用語解説集「腹臥位呼吸療法」: http://www.jaam.jp/html/dictionary/dictionary/word/0310.htm（平成30年6月21日閲覧）

[2] 玉木 彰：特集「排痰ケアの疑問がスッキリ！ ナースのための呼吸理学療法まとめノート」まずは違いを押さえよう！ 呼吸理学療法の種類と目的．呼吸器ケア 15（12）：1150-5，2017
（エビデンスレベルⅥ）

著者プロフィール（荒木敬雄）
2005 年 神戸市立医療センター西市民病院 勤務．2012 年 神戸市看護大学大学院 看護学研究科 実践看護学 急性期看護学 修了
2013 年 急性重症患者看護専門看護師
どんな気持ちでこの雑誌を手にとっておられるのでしょうか．日ごろのケアってどうなんだろうか？　という疑問を抱くことは何年たっても必要なのではないでしょうか．これがクリティカルケア看護を楽しむ原動力になることができればいいなと思います．

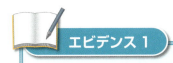

腹臥位療法のエビデンス

腹臥位療法が有効な病態として，肺水腫・肺炎・ARDSなどで障害部位が背側の肺に限局して分布する状態，いわゆる背側肺障害を有する場合が挙げられます．腹臥位にすることで酸素化指数（P/F比）[1]の改善がみられます．

日本呼吸器学会，日本集中治療医学会，日本呼吸療法医学会の3学会による『ARDS診療ガイドライン2016』では，「成人ARDS患者（特に中等症・重症例）において，腹臥位管理を施行することを提案する」として，エビデンスのある治療として推奨されています（GRADE 2C：推奨の強さ「弱い推奨」／エビデンスの確信性「低」）[3]．

腹臥位はP/F比が200以下の患者に対して有益である可能性が示されたことから，この条件を満たす患者に対して行われることが提案されています．

腹臥位療法は，1974年にBryanらが胸腔圧勾配を低下させ，背中側の換気を改善し無気肺の発生を減じることに寄与することを報告してから，その効果に関する議論が始まりました（Bryan AC et al：Am Rev Respir Dis 110(62)：143-4, 1974）．

[1] 酸素化指数 P/F 比：
P/F比は PaO_2/FiO_2 で計算ができる．正常値は400以上．あくまでも酸素化のみのガス交換の指標となるので，同時にPEEP（呼気終末陽圧）を変更した場合は評価に注意が必要．

[3] 3学会合同ARDS診療ガイドライン2016作成委員会 編："CQ7 成人ARDS患者において，腹臥位管理を行うべきか．ARDS診療ガイドライン2016"．日本呼吸器学会，日本呼吸療法医学会，日本集中治療医学会，pp220-2, 2016

表1　ARDSの診断基準と重症度分類

重症度分類	軽症（mild）	中等症（moderate）	重症（severe）
PaO_2/FiO_2（酸素化能, mmHg）	201〜300（PEEP, CPAP≧5 cmH₂O）	101〜200（PEEP≧5 cmH₂O）	<100（PEEP≧5 cmH₂O）
発症時期	侵襲や呼吸器症状（急性/増悪）から1週間以内		
胸部画像	胸水，肺虚脱（肺葉/肺全体），結節では全てを説明できない両側性陰影		
肺水腫の原因（心不全・溢水の除外）	心不全，輸液過剰では全てを説明できない呼吸不全：危険因子がない場合，静水圧性肺水腫除外のため心エコーなどによる客観的評価が必要		

（文献[3]より引用）

- このように腹臥位療法をできるだけ早期に開始し，1回の腹臥位を長時間実施することが効果的であることが考えられます．しかし，実際の現場においてGuerinら（2004）の研究[4]のように16時間以上の腹臥位療法を行うことは困難な場合もあると思います．
- 花田（2015）は上記のエビデンスと臨床現場での実行可能性を考え，目的に応じた2つの腹臥位療法について述べています[5]．まず，長時間の腹臥位療法は，重症ARDSの予後改善を目指し，換気の均質化を図り陽圧換気に起因する肺損傷を予防すること，つまり肺保護戦略としての方法としています．一方で，通常の人工呼吸管理で酸素化改善が困難な場合のレスキュー的な適応や，背側に貯留した気道分泌物の排出をはかる体位ドレナージとしての適応での短時間の腹臥位療法としています．そして，この2つの目的を区別して考えるように述べています．患者に関わるス

[4] Guerin C et al：Effects of systematic prone positioning in hypoxemic acute respiratory failure：a randomized controlled trial. JAMA 292 (19)：2379-87, 2004
（エビデンスレベルⅡ）

[5] 花田匡利：特集「呼吸管理の重点ケア」．腹臥位療法．ナーシング 35(12)：72-4, 2015
（エビデンスレベルⅥ）

タッフが，患者の状態や自分たちの力を考慮して，どの目的で行っているかを共有しておくことが大切だと思います．

ARDSってなんだろう？

- 急性呼吸促迫症候群（acute respiratory distress syndrome：ARDS）は，好中球由来の急性炎症から肺胞上皮細胞や微小血管内皮細胞が傷害され，肺微小血管透過性の亢進により非心原性肺水腫を呈した状態です．つまり，心臓が悪くないにもかかわらず，肺胞に水分が溢れて肺水腫が生じてしまいます．
- 肺水腫が起こると肺が重くなるので，背側の肺が圧迫されて虚脱しやすくなっています．さらに，仰臥位で過ごしていると，腹部臓器や心臓によって背側の肺を圧迫します．これによって，無気肺が生じやすくなっています．また，仰臥位では腹圧によって背側肺底部は拡張しにくく，重力の影響で血流が集まるため酸素化の障害を起こしやすいです．このように，さまざまな要因によりARDSでは荷重側肺障害（仰臥位を続けることで，肺の背側に生じる肺障害のこと）が起こしやすい状態になっています 図1 [6]．一方，前胸部は荷重がかからないので空気は入りやすいのですが，人工呼吸管理下では前胸部の健常肺ばかりに圧がかかってしまい，過膨張となってしまいます．そして，健常肺の障害が生じてしまいます．
- そこで，腹臥位にすることによって，背側肺底部の肺胞の拡張，換気血流比の改善，体位ドレナージ効果などによる病態の改善効果が期待できます 図2 [6]．

[6] 半崎隼人：クリティカルケア看護のワザを身に付けるICUトータルアセスメント（第3回）ARDS患者．ナーシング 35(8)：110-9, 2015
（エビデンスレベルⅥ）

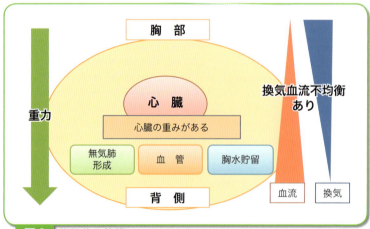

| 図1 | 仰臥位の状態 （文献6を参照して作成）

肺水腫が起こると肺が重くなるので，背側の肺が圧迫されて虚脱しやすくなる．仰臥位では，心臓の重みや重力や腹圧などの影響により，下側の肺がつぶれやすい状態になっている．腹部臓器により横隔膜が動きにくくなっている．重力によって痰も胸水も背側に溜まりやすくなっている．

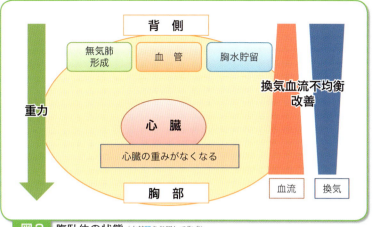

図2 腹臥位の状態（文献6を参照して作成）

腹臥位では，下側の肺は横隔膜が動きやすくなり，換気がしやすい状態となる．換気と血流が交わりやすくなる．痰が中枢へ出やすくなる．

腹臥位療法の禁忌と実施中の注意点

腹臥位療法の禁忌

● 腹臥位療法の禁忌として，Guérin Cら（2013）[7]による文献には**表2**のように述べられています．多職種で患者の状態を確認し，安全に腹臥位療法ができるかを確認しましょう．

表2 Guérin Cら（2013）の腹臥位療法実施の禁忌

- 頭蓋内圧亢進（＞30 mmHg），または脳灌流圧低下（＞60 mmHg）
- 緊急手術や放射線治療が必要な大量喀血
- 15日以内に施行された気管手術や胸骨切開手術後
- 15日以内の重症顔面外傷や顔面手術後
- 深部静脈血栓症治療開始から2日以内
- ペースメーカ挿入から2日以内
- 脊椎の不安定な骨折や大腿骨骨折，骨盤骨折
- 平均血圧65 mmHg以下
- 妊婦
- 気胸に対する前胸部へのチェストドレーンの留置

（文献7より引用，筆者和訳）

[7] Guérin C et al：Prone positioning in severe acute respiratory distress syndrome. N Engl J Med 368（23）：2159-68, 2013
（エビデンスレベルⅡ）

腹臥位療法の実施において，とくに注意をしたい病態

● 腹臥位療法の実施において，とくに注意をしたい病態として，敗血症性ショック状態，過鎮静による交感神経活動の減弱状態，高いPEEPによる静脈還流量の低下から，容易に循環動態の変動が予測されます．血圧や心拍数の変化には十分注意が必要です．

● また，慢性閉塞性肺疾患（COPD）の合併，あるいはその増悪時では，気道分泌物貯留が増加していることがあります．気道分泌物が体位保持により反対側へ流れ込む可能性もあることから，体位変換前や直後の吸引を考慮しましょう．補助循環やCRRTで使

用するカテーテル類の体内挿入中には，患者の股関節の屈曲や内旋・外旋運動による抜去に注意する必要があります．

腹臥位療法のやり方

● 井上（2016）[8]や野々山（2017）[9]は，腹臥位療法の一般的な方法について述べています．両者の文献を基に腹臥位療法の方法を以下に述べていきます．

[8] 井上麻衣子：早期回復支援〜クリティカルケア領域におけるリハビリテーションの進め方 どう行う？ 呼吸不全患者の腹臥位療法．重症集中ケア 15（4）：55-62, 2016
（エビデンスレベルⅥ）

[9] 野々山忠芳：特集「排痰ケアの疑問がスッキリ！ ナースのための呼吸理学療法まとめノート」腹臥位療法．呼吸器ケア 15（12）：1191-7, 2017
（エビデンスレベルⅥ）

事前準備
①患者に腹臥位療法の実施について説明をします．
②腹臥位を保持する枕などの緩衝材を準備します．
③体位変換時に一時的に中止可能な薬剤を医師と相談し中止します．可能な範囲でカテーテル類やドレーンを外しロックしておきましょう．人工呼吸器回路内の結露によって水分が回路内に貯留している場合があります．体位変換時に気道内への流入を予防するために，実施前に回路内や人工呼吸器のグラフィックモニタの視診や回路内から聴こえる音にも注意しましょう．
④人員を確保します（ME機器を使用中の場合は，臨床工学技士にも連絡して同席してもらう）．人員は患者の体形や装着している医療機器などによって調整しましょう．
⑤集まった人員で実施手順およびそれぞれの役割を共有します．患者のバイタルサインをモニタリングできるように整えておきます．人工呼吸器回路や気管挿管チューブ，体内挿入物の刺入部や位置や長さを確認し，回転させる方法を決定します．

実　施
①患者を回転する方向と反対側に寄せます．仰臥位の時点で，回転側の手掌を上に向け，上肢を臀部の下に潜り込ませておきます．
②患者を側臥位にして，人工呼吸器回路や気管挿管チューブ，体内挿入物の刺入部や位置や長さを確認し，引っ張られていないかを観察します．
③患者の身体を持ち上げて，下側の腕を背中側へ引きます．
④頭部保持者の合図で身体を持ち上げて腹臥位にします．この際，頭部・胸部・腹部に枕や緩衝材を挿入します．
⑤上肢は患者が安楽な位置に置きます．下肢は必要に応じて緩衝材を使用します．
⑥人工呼吸器回路や気管挿管チューブ，体内挿入物の刺入部や位置や長さを確認します．輸液ルートやドレーン類の屈曲・閉塞・接続不良がないかや身体の下敷きになっていないかを確認しておきましょう．
⑦患者のバイタルサインを確認します．

- 腹臥位への方法，仰臥位への戻し方に関しては，Guérin C ら（2013）による文献[7]を検索すると，動画で腹臥位療法の方法を閲覧することが可能です．

> **臨床知 1　腹臥位療法の実施上の注意点と工夫**
>
> 腹臥位療法を実施するときは，循環動態や呼吸状態を観察しながら，仰臥位⇒45°側臥位⇒90°側臥位⇒腹臥位と段階を経て行いましょう．状態の悪化がないことを皆で確認して進めていくことをオススメします．
> 体位変換時に，ベッド柵や私たちの手によって皮膚損傷をきたす可能性もあります．とくに皮膚が脆弱な患者の体位変換では，患者の四肢の位置や動かし方だけに注目するのではなく，保持する位置や仕方にも十分注意しましょう．
> 私の経験では，最低4人は人員を確保することをオススメします．看護師だけではなく，安定したポジショニングのために理学療法士や，気道の管理および緊急時に備えて医師とともに行いましょう．事前に役割を明確にすることや，慣れないうちはモニタリングに集中する人やお助け役を設けるといった工夫をしましょう．

- 神津ら（2009）は，「完全腹臥位では皮膚の発赤や顔面の浮腫，低血圧，頻脈を認めたのに対し，前傾側臥位[2]では認めなかった」[10]と報告しています．ただ，腹臥位と同様に禁忌や中止基準を明確にして安全に行えるようにしましょう．

[2] 前傾側臥位：
シムス位ともいう．腹臥位に近い側臥位となり，上になった脚を軽く屈曲させて，前に出す．左右のシムス位を行うことで，荷重側肺障害（仰臥位を続けることで，肺の背側に生じる肺障害のこと）の予防や治療になるといわれている．
p453「呼吸理学療法の効果は？」参照．

[10] 神津 玲 他：前傾側臥位が急性肺損傷および急性呼吸促迫症候群における肺酸素化能，体位変換時のスタッフの労力および合併症発症に及ぼす影響．人工呼吸 26（2）：82-9, 2009
（エビデンスレベルIV）

安全な腹臥位の保持のために

腹臥位療法実施中における注意事項

- 腹臥位療法施行中は常に体動によるカテーテル類の事故抜去のリスクがともないます．卯野木（2016）によると，「腹臥位では唾液による顔面の汚染などや顔の表情の目視が困難になることから，気管チューブのトラブルが起こりやすい」[11]と述べています．酸素化が悪い患者にとって，気管チューブのトラブルは命にかかわる状態となりますので，十分に注意しておきましょう．また，実施時の皮膚トラブル（褥瘡やスキンテア）予防，口腔の分泌物の回収，嘔吐予防など，実施中の管理について検討が必要です．四肢そのものやカテーテル類の圧迫による神経障害や血行障害の回避に厳重な注意管理が必要となります．とくに高齢者の身体的特徴として，骨突出，拘縮・変形，円背の対応が重要となってきます．身体のある部分が突出することで，体圧分散不良に陥り部分圧を高めてしまい，ずれ力も高まることになるので，十分な注

[11] 卯野木健：【ARDSへの看護戦略】腹臥位療法　腹臥位による生存率改善のメカニズムとは．ICNR 3（1）：53-65, 2016
（エビデンスレベルVI）

意が必要です．
- 長時間の同一体位による苦痛が生じることを忘れないようにしましょう．患者のバイタルサインだけではなく，表情や動作にも目を向けていきましょう．同一体位による苦痛によって体動が生じた場合，声をかけながら，安楽を提供するためにクッションや緩衝材を用いて体位を調整しましょう．実施後には，体位変換後の効果として呼吸や血圧への影響，苦痛の有無を継続的に観察していきましょう．そして，万が一の緊急時に対応できる状況にしておきましょう．

腹臥位を看る方々にむけて

- 『ARDS診療ガイドライン2016』における腹臥位療法の付帯事項として，「実施には複数名の熟練したスタッフが必要である．十分なスタッフが確保できる時間帯のみの短時間の腹臥位管理では，十分な効果が得られない可能性があり，実施に際しては自施設の実情を確認する必要がある」とされており，「実施可能な施設が増えるように，マンパワーの確保やスタッフの教育など，実施に向けた体制を整えていくことが重要」と述べられています[3]．
- 実際には，腹臥位はどのくらいの時間ができそうでしょうか？私の個人的な経験として，8時間程度の腹臥位は経験がありますが，16時間以上の腹臥位は難しいのが現状です．患者への口腔ケアや清潔ケア，そして家族との面会時間もあると思います．
- 常時ICUに腹臥位療法に関する熟練した医師が待機していない施設もあると思います．「体位変換に習熟した経験のある施設」と条件を示しているように，安全に体位変換を行うためには事前の申し合わせやトレーニングを行うといった準備を行うようにしましょう．
- 腹臥位療法の実施時間や回数については，明確な基準はないので，他職種と相談して患者の状態に合わせて実現可能性を十分に考えて行うことが重要です．安易に行うことや，効果を過信しすぎることがないようにしましょう．

> **編集委員からの一口アドバイス**
>
> 現時点では，「酸素化の改善や換気の均一化などの点から有用な方法である」という見解と，「予後の改善までには至らない」とするものから「改善傾向にある」とするものまでさまざまな見解があります．
> いずれにせよ，呼吸理学療法と同じですが，対象の選択や評価をしっかりとしたうえで，実践においては，医療チームが安全に実施できるよう実践的なプロトコルなどを作成して実施することが必須条件だと考えます．

Ⅱ．呼吸管理の疑問を解決しよう！

呼吸ケアにおける患者指導はどうする？
～Key Word はチーム医療とセルフマネジメント教育～

公立陶生病院 外来
（慢性呼吸器疾患看護認定看護師） 土井ひとみ

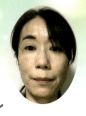

エビデンス＆臨床知

エビデンス
- ☑ COPD を対象にしたセルフマネジメント教育には効果がある．

臨床知
- ☑ 患者指導は看護師だけでは成立しない．多職種との連携が大切である（チーム医療）．
- ☑ ①患者と医療者の関係性がパートナーシップであること，②患者に自信をつけさせることが，患者教育の要である．

はじめに

- 呼吸ケアを必要とする患者は，呼吸器疾患患者や心疾患患者が多くを占めています．これらの患者は，疾患を自ら管理しながら日常生活を送る必要があります．患者指導は，「薬物療法なら内服が忘れずにできる」「吸入がきちんとできればよい」「在宅酸素であれば器械の取り扱いができる」など手技に眼を向けがちです．しかし，一つのことができても疾患をうまく管理できているとはいえません．患者が自分の疾患，薬物療法，栄養療法，アクションプランなどすべてのことを理解し，指導を受けた内容が継続できてはじめて疾患を自分で管理できるようになると考えられます．
- そのためには，看護師は患者が疾患を管理・継続できるような指導を行うことが必要です．このことが呼吸ケアにおける患者指導のポイントになります．

患者指導を始める前に

- まず，看護師が行うことは何でしょうか？ それは，患者を知るために"背景"を知ることです．背景とは現在に至るまでの経過

著者プロフィール（土井ひとみ）
公立陶生病院にて消化器外科，循環器内科，呼吸器内科各病棟勤務．現在は外来勤務
2017 年 慢性呼吸器疾患看護認定看護師の資格を習得
患者さんやご家族が安心して在宅で過ごせるように，少しでも手助けをしたいと思っています．

- （疾患・治療の理解も含む）に限らず，家族関係，経済的側面なども知ることが必要となります．今回の入院や治療がなぜ必要となったかも整理しておくことが大切です．
- 患者・家族の疾患や治療に対する理解度に合わせて指導内容を検討して計画を立てていきましょう．指導方法は，患者が疾患を理解し継続できるような指導内容とすることが大切です．ところで，"理解する"ってどのようなことでしょうか？ 理解するためには，疾患や治療について理解しているだけではできません．

慢性閉塞性肺疾患（COPD）での呼吸ケアについて

- 今回は，慢性閉塞性肺疾患（以下 COPD）を例に挙げ，患者指導について述べていきます．
- COPD とは，「タバコ煙を主とする有害物質を長期に吸入曝露することなどにより生ずる肺疾患であり，呼吸機能検査で気流閉塞を示す」[1]と定義されています．COPD は安定期を長く維持することで進行が抑制されますが，COPD の増悪は QOL の低下や呼吸機能を低下させ生命予後を悪化させます[2]．COPD の呼吸ケアは，禁煙・安定期の管理・増悪予防が大切となります．

[1] 日本呼吸器学会 COPD ガイドライン作成委員会 編："COPD（慢性閉塞性肺疾患）診断と治療のためのガイドライン［第5版］2018"．日本呼吸器学会, p10, 2018

[2] 日本呼吸器学会 COPD ガイドライン作成委員会 編："COPD（慢性閉塞性肺疾患）診断と治療のためのガイドライン［第5版］2018"．日本呼吸器学会, p133, 2018

COPD の管理・治療

【必須】
COPD のおもな原因はタバコ煙です．ただちに禁煙をする必要があります．必ず禁煙指導は行いましょう．家族に喫煙者がいる場合は，家族にも禁煙を勧めてください．禁煙ができない患者は，禁煙外来を勧めます．

- 表1 のように COPD の治療は多岐にわたります[3]．看護師だけでは患者指導は成立しないため，図1 のように多職種との連携

[3] 日本呼吸器学会 COPD ガイドライン第5版作成委員会 編：安定期の管理．"COPD（慢性閉塞性肺疾患）診断と治療のためのガイドライン2018［第5版］"．メディカルレビュー社, pp88-108, 2018

表1 COPD の安定期に必要な管理・治療

	管理・治療
ワクチン	肺炎球菌ワクチン，インフルエンザワクチン
薬物療法	吸入（気管支拡張薬・ステロイド），ステロイド・マクロライド内服など
非薬物療法	禁煙，呼吸リハビリテーション，日常生活労作指導など
栄養管理	食事指導
酸素療法	長期酸素療法（LTOT）
換気補助療法	非侵襲的換気陽圧換気療法（NPPV）
外科・内視鏡療法	肺容量減量手術（LVRS），気管支鏡下肺容量減量術（BVR；開発段階），肺移植

（文献[3]を参考にして独自に作成）

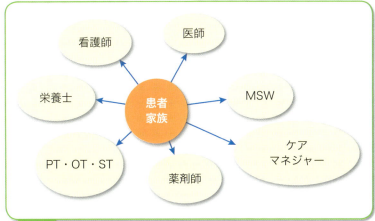

図1　患者・家族に対する医療チーム構成図

が重要です．

> **臨床知 1**
> **患者指導は看護師だけでは成立しない．多職種との連携が大切である（チーム医療）**
> 患者指導・教育は，チーム医療で行うことにより効率的かつ専門性の高い教育・指導を受けられます．また，多職種で連携していることで，途切れない医療サービスを提供できると考えます．不足している医療や社会資源など，気づいた職種がより専門性の高い担当部署に依頼をすることで，よりよい在宅での生活が送れると考えます．

- さまざまな職種が関わりますが，それぞれの職種で別々に指導を行うのでなく，患者・家族の理解度などの情報を共有し，協力して指導計画を立て指導することが重要となります．

多職種で関わり患者指導を行い，指導内容を継続させるためには何が必要でしょうか？

- 患者と一緒に今までの日常生活を振り返りましょう．
- 日常生活のなかで患者がどのような生活を望んでいるのか，生活習慣のなかで増悪の原因となる習慣がないか，確認しておく必要があります．
- 内容を一つずつ確認し，必要なことを指導していきましょう．薬物療法の必要性の説明や呼吸リハビリテーションの方法の説明だけではなく，患者・家族が継続できるような指導方法をしてください．多職種間での情報交換を密にして，必要時は指導内容の検討をしていくことが大切です．

どのような指導がよいでしょうか？

- 患者・家族が日常生活を送りながら疾患を自己管理，すなわちセルフマネジメントできることが必要になってきます．COPDにおけるセルフマネジメント教育はCOPDの管理において重要な位置を占めており，セルフマネジメント教育の効果について行動変容への支援を加えたセルフマネジメント教育が，COPDの入院や救急外来の受診を減少させ，HRQOL（健康関連QOL）を改善させること，知識を与えるだけの教育プログラムはこれらの効果を得ることができないことが報告されています🔍．

🔍 エビデンス 1

エビデンス 1

セルフマネジメント教育とは

急性期は医療者側の疾患管理能力が重要ですが，慢性期の場合は生活の主体者である患者自身が疾患管理をする必要があります．知識を詰め込む教育では，生活を見直すという指導が入ってないために，疾患を管理する目的とはなりません．セルフマネジメント教育とは，今までの生活や習慣を見直し，QOLをなるべく維持できるような生活を送ることを目的とした教育であり，行動変容を起こさせることによって，入院や救急外来の受診を減少させる[4]といわれています．

[4] Bourbeau J et al：Reduction of hospital utilization in patients with chronic obstructive pulmonary disease：a disease-specific self-management intervention. Arch Intern Med 163：585-91, 2003
（エビデンスレベルⅡ）

COPDにおけるセルフマネジメント教育のポイント・注意事項

- COPDにおけるセルフマネジメント教育の16項目 表2 については，COPDと診断されたときから，くり返し教育していくことが重要です．
- 患者の理解力・記憶力・自己管理能力や健康についての価値観などを確認しておくことが必要です．理解力や記憶力に問題があると，疾患を患者自身が管理できません．高齢の症例ではこのよう

表2 COPDにおけるセルフマネジメント教育に必要な学習項目

1. 疾患のセルフマネジメント	10. 栄養・食事療法
2. 肺の構造・疾患・理解	11. 栄養補給療法
3. 禁煙	12. 長期酸素療法
4. 環境因子の影響	（long term oxygen therapy：LTOT）
5. 薬物療法	13. 在宅人工呼吸療法
6. ワクチン接種	（home mechanical ventilation：HMV）
7. 増悪の予防，早期対応	14. 福祉サービスの活用
8. 日常生活の工夫と息切れの管理	15. 心理面への援助
9. 運動，活動的な生活の重要性	16. 倫理的問題

（文献[5]より引用）

[5] 3学会合同呼吸リハビリテーションに関するステートメントワーキンググループ他：日本呼吸ケア・リハビリテーション学会，日本呼吸理学療法学会，日本呼吸器学会 呼吸リハビリテーションに関するステートメント．日呼ケアリハ学誌, in press
（エビデンスレベルⅤ）

- なことがしばしばあるため，患者以外（家族など）に指導を行ったほうがよい場合もあり，アセスメントをしておく必要があります．
- 初期評価については，生活状況，労働状況（経済的側面），家族構成，生活習慣の確認を行いましょう．生活状況などがセルフマネジメントを行ううえで問題になっていることもあるので，確認が必要です．また，行動変容ステージ，COPD病期や増悪の回数なども含めて初期評価を行いましょう．初期評価を行い，16項目で教育計画を立案し，内容をより詳しく具体的にして指導することを行いましょう．
- 一方的な指導は自分の生活を見直そうと思うきっかけにはなりますが，医療者側からの一方的な投げかけは，決定権が患者・家族ではないため抵抗感が生じ，行動変容を起こしにくいといわれています．
- 患者・家族と相談しながら，指導計画を立て，理解しやすい教材などを選択・使用することが必要です．
- 実践的な情報（手技など）だけではなく，なぜ運動が必要か，感染予防が必要かなどの理由を明確に指導し，アドヒアランスの向上ができるようにかかわることが大切です．
- 目標設定は患者が興味をもち，達成できるような内容としサポートをしましょう．

臨床知2 患者と医療者の関係性がパートナーシップであること，患者の自信をつけさせることが患者教育の要である

これは，セルフマネジメント教育のポイント・注意事項のもっとも重要部分です．医療者側は患者・家族が「疾患を自分で管理することができる」という自信をもてるように関わることです．患者の能力をひき出すことです．この関係がパートナーシップです．能力をひき出すことで自己効力感が高められます．自己効力感とは「できる」という見込み感であり，実際に行動を起こすことができる自信という考えです．COPD患者は禁煙行動，リハビリテーションへの参加などを行う必要があります．「できる」という自信をもつことが大切になります．患者に自信をつけさせることは，指導・教育の要であり，これによって目標を達成しやすくさせると考えます．

指導の実際

- まずは次の事例をみてみましょう．

事例

80歳代，男性．診断名：COPD（増悪前，Ⅲ期，高度の気流閉塞）．

家族構成：妻80歳代，息子1人，娘1人ともに別居．2人暮らし．

ADLなど他の情報：ADLは自立，介護保険申請なし，肺炎球菌ワクチンは接種済み，インフルエンザワクチンは未接種．

既往歴

COPDで7年ほど通院中．息切れ評価は「同年代の人より平坦な道を歩くのが遅い」（mMRC 2）[①]．

吸入薬は，長時間作用性抗コリン薬（LAMA）/長時間作用性$β_2$刺激薬（LABA）合剤，喀痰調整薬，発作時吸入（短時間作用性$β_2$刺激薬：SABA）を使用している．何度も禁煙の必要性について説明を行っていたが，「楽しみがなくなるし，イライラするから」と現在も喫煙している．

現病歴

1週間前から，咳・痰の増加があり様子を見ていた．本日，38℃台の発熱，息切れがひどく救急車で当院へ搬送された．SpO_2 85％前後，胸部X線で肺炎像がみとめられ，肺炎・COPD増悪で入院となった．入院後よりCOPD増悪時の薬物療法のABCアプローチ（A：抗菌薬，B：気管支拡張薬，C：ステロイド）が開始された．呼吸不全もみとめたので酸素療法も開始となった．治療後，10日間で状態が落ちついた．息切れや呼吸不全の改善はなく，長期酸素療法（以下LTOT）を導入の方針となった．LTOT導入については，「畑もやっているし，老人会で旅行とかもある．まだ行きたい．ボンベなんか持ってやれん．病人って思われるのも嫌だ」と発言があった．今回でCOPD増悪での入院は3回めとなる．

[①] mMRC質問票による呼吸困難（息切れ）の評価：
ほぼ症状がないmMRCグレード0から，症状が重篤な（息切れにより外出困難あるいは衣服の着替えでも息切れする）mMRCグレード4までの5段階で評価する質問紙法．

指導方法にそって問題点を考えてみましょう

1. 1週間前から症状がありました．患者・家族の理解はどうでしょうか？

- 患者「咳や痰くらいだったからほっといても，いつも治るからいいと思った．吸入さえやっておけば何とかね」と発言がありました．禁煙もできていないようです．

2. アセスメント

- 今回でCOPD増悪は3回めであり，禁煙もしていないことから，疾患についての理解が十分できていなかったと考えられます．また，増悪のきっかけや症状を理解していないのではないかと考えます．

3. 患者指導・教育内容の検討

- 表2を参考に，学習項目のなにが不足しているか明確にしましょう．

> - 1から3の項目（疾患のセルフマネジメント，肺の構造・疾患・理解，禁煙）について知識不足です．
> - 薬物療法：吸入は定期的にできていますが，手技の確認は必要です．
> - ワクチン：肺炎球菌ワクチン接種確認，インフルエンザワクチン接種の推奨を説明します．
> - 増悪や対応策について：今回，対応ができていなかったため，指導が必要です．
> - 息切れの対応：LTOT導入予定．指導は酸素を使用しながら具体的に行う方法が身につきやすく理解しやすいので，導入後に行うほうが効果的です．パニックコントロールも行う必要があります．
> - 運動：定期的な運動や労作について確認，運動の必要性など指導を行いましょう．
> - LTOT導入：拒否的ですが，良い方向へ行動変容をしてもらうには，
>   1）拒否的な気持ちを理解すること，話を聞くことから始めましょう．
>   2）実際に酸素を使用して，息切れの変化や歩行距離が延びる良い体験をしてもらうこと（成功体験），すでに酸素を使用している患者からの良い体験談を聞くこと（代理体験）など，自己効力感を高められるように関わることが大切です．

- 他の項目に対してもアセスメントを行い，介入・指導を行う必要があります．他職種と情報を共有・検討し，計画を立案，患者と対話をしながら指導を行いましょう．

LTOT導入の実際

- LTOT導入までに疾患・現状の病期・さまざまな治療の必要性（薬物，非薬物療法）・治療内容などについて学び，疾患を自分で管理する気持ちをもてるように関わります．そのなかでどうしてLTOTが必要なのかを考えてもらいます．拒否的な患者には，なぜLTOT導入を拒否しているのか，話を聴くことが重要になります．無理やり導入しても拒否している患者は，持ち帰っても使用しないことが多いからです．拒否している理由のなかで何らかの方法で解決できないか，一緒に考えていくことによって，少しずつ良い方向へ向かっていくことがあるので，根気よく関わっていきます．
- LTOT導入が決定したら，患者の理解度に合わせ指導計画を立てて関わっていきましょう 表3．

表3　LTOT導入手順の一例

① DVD, パンフレットで説明　環境調査（家の間取りなど）
視覚的にDVDやパンフレットを使用．酸素の器械は実際に見て，触って，使用，くり返すことが必要．

② 決定した酸素流量で歩行確認，歩行方法指導
外出用ボンベは同調器が付くので，連続流量との違いも理解できるように歩行練習も行う．

③ 入浴確認，入浴時の労作指導
衣類の着脱，入浴中の労作指導など行う．

④ 酸素流量が決定したら機種選択
患者の行動パターンを考え選択する．仕事内容や社会的な役割など考慮する．

⑤ 実際の機械で練習したり入院生活を過ごしてもらう
同調器での歩行確認（取扱いや練習も含めて）．
環境調査を行う．濃縮器をどこに設置すれば生活がしやすいのか，退院前からイメージできるようにする．食事は誰が作るのか，料理は酸素が火気厳禁であるため，患者が行う場合はIHへの変更の提案をする．現在の仕事や趣味，通勤・通院時間の確認も行う．移動時間はボンベの大きさや本数調整をするために必要となってくる．

⑥ 社会資源の利用の案内・提案
身体障害者該当確認・介護保険，訪問看護などのサービス

- 事例患者はLTOT導入拒否の理由を，畑を少しやっている，旅行に行きたいなど希望を話されています．畑なんて無理と言ってしまいそうですが，酸素ボンベを持って畑ができる方法はないか，業者や臨床工学技士などに相談し，良い方法があれば患者に提案して実際に体験して自信をつけていくことがLTOTを受け入れる最初の一歩につながると考えます．LTOT既使用患者に外出や旅行など体験した話を聞く，患者自身が困っていることを質問するなどで，行動変容が少しずつ起きていくと考えます．

退院後

- 指導内容が継続できているかは外来で確認を行います．指導内容は，継続してはじめて増悪の回数が減る，歩行が続けられるなど効果が現れるものであり，即効性の感じられるものではありません．そのため，継続できない患者が多いといわれています．外来で先述の16項目の定期的な評価と指導は大切になってきます．専門的な看護外来が理想と考えます．

意思決定支援

- COPDに限らず慢性疾患は，がんとは異なり病気が「死」に向かうものとの認識が薄いことが多いです．どのような治療があり，経過をたどるのか，予後はどのくらいかなど，正確な情報を与えることが大切になります．医療者は，患者自身が情報をもとに予

後などを踏まえ，どのように生活していくのか，医療行為はどうしていきたいかなど，自己決定できるように意思決定支援をしていくことが必要です．

おわりに

- 今回，COPDの患者を例に挙げて呼吸ケアにおける患者指導を説明しました．呼吸ケアを必要とする患者は，慢性疾患が多いため，患者指導・教育は，セルフマネジメント教育が中心となります．患者に適した行動学を取り入れながら指導を行い，疾患と向き合いアドヒアランスの向上ができるように関わることが大切と考えます．また，チーム医療で指導計画を立案し患者に関わることで，さらに良い患者指導ができるのではないかと考えています．
- 医療現場をとりまく環境の変化で入院期間の短縮もあり，患者指導・教育も難しくなってきています．また，呼吸ケアを必要とする患者指導・教育方法も確立した方法がありません．さまざまな側面からの患者指導・教育を行い，エビデンスを確立していくことが課題ではないかと考えます．

参考文献

1) 若林律子：在宅に向けた自己管理教育．日呼ケアリハ学誌 26（3）：446-50，2017
2) 茂木　孝：患者教育の考え方．日呼ケアリハ学誌 25（3）：327-30，2015
3) 安酸史子 他編："ナーシング・グラフィカ　成人看護学③　セルフマネジメント第3版"．メディカ出版，2015
4) 鈴木久美 他編："看護学テキスト NiCE　成人看護学　慢性期看護　病気とともに生活人を支える　改訂第2版"．南江堂，2015
5) 日本呼吸ケア・リハビリテーション学会 他編："呼吸リハビリテーションマニュアル—患者教育の考え方と実践—"．照林社，2007

編集委員からの一口アドバイス

筆者は，COPDを有する患者の指導における，セルフケアマネジメントの必要性を述べています．実際に効果的な患者指導を行えるようになるためには，多くの意味ある知識と経験が必要そうですね．
そこで，「一人の人格をケアするとは，もっとも深い意味で，その人が成長すること，自己実現することを助けることである」と記したミルトン・メイヤロフ著『ケアの本質：生きることの意味』を思い出します．"看護ケアとは何か"，"看護とは何か"を考察できる知的資源としてはもちろんのこと，患者指導に関しての視座を高めさせてくれる書です．時間があれば，ぜひめぐりあって損はしない書です．

Ⅱ. 呼吸管理の疑問を解決しよう！

RSTの効果
～RSTは呼吸ケアに関わる患者とスタッフをサポートする医療チーム～

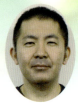

那覇市立病院 4階北病棟
（主任看護師，集中ケア認定看護師） 諸見里 勝（もろみざとまさる）

エビデンス & 臨床知

エビデンス
- ☑ RSTはわが国の取り組みであり，その意義や有用性を示すデータはまだ示されていない．
- ☑ 人工呼吸器離脱に関する呼吸ケアチームの取り組みが，診療報酬加算対象となっている．

臨床知
- ☑ RSTによる活動が，現場スタッフの不安や負担軽減につながる．
- ☑ RSTは呼吸ケアを実践するのではなく，呼吸ケアの実践をサポートするチームである．

RSTとは

- 呼吸サポートチーム（Respiratory Support Team）の略であり，医師や看護師，理学療法士，臨床工学技士などの多職種により，呼吸ケアを受ける患者やそれに関わるスタッフのサポートを行う医療チームのことです．
- RSTは，2000年前半より「呼吸療法における質の向上と安全管理」を目的とした，安全管理の標準化や教育のための活動として行われるようになりました．わが国において各施設ごと行われていたもので，ボランティア的な要素が強い活動が多くありました．2010年，チーム医療が重要視され診療報酬改定により呼吸ケアチーム加算が新設されたことで，多くの施設でRSTが導入されるようになりました．
- RSTはわが国の取り組みであり，学会などで演題は増えていますが，その意義や有用性を示すデータは集積されていない現状ですので，有効なアウトカム提示は困難ですが，今回は，筆者の施設のRST 表1 の現状や経験を含めて，RSTの役割と活動により期待される効果を解説します．

> **編集委員からの一口アドバイス**
>
> RSTは数多くの医療施設で誕生し，呼吸ケアの安全実施はもとより，全体の質を向上させることに寄与しているといえます．このRSTは世界に類をみない，わが国独自の医療チームです．今後さらに呼吸ケアの安全管理と質に関する成果を示せる活動が期待されます．しかしその一方で，RSTは，わが国の人工呼吸療法が安全レベルの低い一般病棟でも日常的に行われている現状を肯定するための産物ではないことを改めて認識すべきです．人工呼吸療法は，人的，部署的に然るべき安全が整った環境で行われることが本来のあるべき姿です．

著者プロフィール（諸見里勝）
1997年 看護師免許取得，2010年 集中ケア認定看護師取得，2017年 現職

表1	那覇市立病院のRST

- 2006年,看護師のみの呼吸ケアチームが発足,人工呼吸器の安全管理を中心に活動を行う
- 2010年,医師,集中ケア認定看護師(うち1人はRST専従),理学療法士,臨床工学技士,歯科衛生士,医療事務作業補助員からなる多職種によるRST発足
- 現在は,ICUの呼吸療法認定士を取得した看護師と連携し,院内の人工呼吸器の安全管理や呼吸ケアのサポートを中心に活動を行っている
- 当院のRSTは毎週水曜日にラウンドを行い,人工呼吸器からの離脱や呼吸ケア,呼吸リハビリテーション,口腔ケアなど現場のサポートを行っている

RSTに求められる役割と効果

呼吸ケアチーム加算の取得

- 呼吸ケアチーム加算は所定の要件 表2 を満たせば,加算を計上することができ,RSTの実績とすることができます.しかし,呼吸ケアチーム加算は「1週間に1回に限り150点」と額は多くなく,多職種によるチーム医療の活動に見あったものではないかもしれません.施設基準に関して,看護師の条件がとくに厳しく,すべての施設で取得可能というわけではありません.
- 加算対象は,「一般病棟で人工呼吸装着から48時間以上経過し,1ヵ月以内の症例」となっており,さまざまな理由で長期人工呼吸器管理となった症例は対象外となります.人工呼吸器離脱困難となり1ヵ月以上経過した症例や,慢性呼吸器疾患や神経筋疾患などでそもそも離脱を目指さない症例なども,RSTのサポート

表2	呼吸ケアチーム加算の算定概要

算定概要
人工呼吸器離脱のための呼吸ケアに係る専任のチームによる診療が行われた場合に週1回に限り算定する

対象患者
(1) 48時間以上継続して人工呼吸器を装着している患者
(2) 人工呼吸器装着後の一般病棟での入院期間が1ヵ月以内であること

施設基準
当該保険医療期間内に,専任の1〜4より構成されたる呼吸ケアチームが設置されていること
1. 人工呼吸管理等について十分な経験のある医師
2. 人工呼吸管理等について6ヵ月以上の専門の研修を受けた看護師
3. 人工呼吸管理等の保守点検の経験を3年以上有する臨床工学技士
4. 呼吸器リハビリテーションを含め5年以上の経験を有する理学療法士

呼吸ケアチームにより提供される診療の内容
- 抜管に向けた適切な鎮静や呼吸器の設定について,病棟医と人工呼吸管理などに十分な経験を有する医師で相談
- 人工呼吸器の安全管理(臨床工学技士)
- 口腔の衛生管理(歯科医師,看護師,歯科衛生士など)
- 適切な排痰管理(看護師など)
- 廃用予防(看護師,理学療法士など)
- 呼吸器リハビリテーション(理学療法士など)

- を必要とする場合が多く，加算の範囲を度外視して活動を行う必要があります．
- 高流量鼻カニューレ酸素療法（HFNC）にRSTが関わることも少なくありませんが，酸素療法の範疇であるため加算の対象外です．
- 当院では，呼吸ケアチーム加算の新設により，多くの施設と同様に多職種によるRSTが発足する契機となりました．その意味では，呼吸ケアチーム加算は加算点数以上に意義があるものかもしれません．今後は，RSTの有用性を示すデータが蓄積され，活動に見あった要件の見直しがされることが期待されます．

人工呼吸器からの離脱

- 2000年代前半，全国で始まったRST活動の目的の多くは，「人工呼吸の安全管理」と「呼吸ケアの質の向上」でしたが，2010年の診療報酬改定で呼吸ケアチーム加算が計上できるようになり，「人工呼吸器からの離脱」という具体的なアウトカムを目標として提示されました．現在のところ，RSTがラウンドを行うことで人工呼吸器装着期間の短縮，合併症の減少，再挿管率の減少など有用性が示された報告はほとんどありません．
- 当院では，2010年から多職種によるRSTの結成後の，人工呼吸離脱症例での人工呼吸器装着期間に大きな変化はありません．もともと"多職種によるRST"結成以前から行っていた"看護師によるRST"活動で，呼吸ケアに対するサポートはある程度できていたことや，加算対象がICU以外の人工呼吸を開始して48時間以上1ヵ月以内の症例であるため，一定数の人工呼吸器離脱困難症例が含まれていることなどが要因と考えられます．
- 現在，複数の学会によりRSTの組織や活動内容の標準化，アウトカム評価によるRSTの意義の明確化を目的に「RST認定・登録制度」が進められています．今後，RSTの有用性を示す客観的なデータが集積されることが期待されます．

適切な呼吸ケア・人工呼吸管理

- 人工呼吸器による呼吸は非生理的であり，ときには患者に害を与える危険性もあります．患者への苦痛を最小限にとどめ，安全に人工呼吸器離脱を行うためには，適切な人工呼吸管理，口腔ケアや排痰ケアなど合併症予防のためのケアや呼吸リハビリテーションを多職種が専門性を発揮し，医療チームとして関わる必要があります 表3 [1]．
- 適切な呼吸ケアとして，『人工呼吸器関連肺炎予防バンドル（VAPバンドル）』表4 [2] があります．当院でも，RSTラウンドの際にはVAPバンドルの実施を確認し，未実施であれば「VAPバンドルの実施を推奨する」などと診療録に記載するようにしています．その結果，院内でVAPバンドルは認知されるようになり，とく

[1] 清水孝宏：呼吸ケアチームラウンドの内容と目的．呼吸器ケア 12（10）：16-20, 2014

[2] 日本集中治療医学会ICU機能評価委員会：人工呼吸器関連肺炎予防バンドル 2010改訂版
https://www.jsicm.org/pdf/2010VAP.pdf

表3　各職種の役割

職　種	役　割
医　師	人工呼吸器の設定や鎮痛・鎮静の指示，呼吸不全に対する介入の提案
看護師	排痰管理，口腔の衛生管理，廃用症候群の予防，鎮痛・鎮静の調整，人工呼吸器の設定に関する調整（包括的指示による）
理学療法士	呼吸リハビリテーション，廃用症候群の予防，排痰管理（吸引含む）
臨床工学技士	人工呼吸器の安全管理，人工呼吸器の設定に関する調整
歯科衛生士 歯科医師	口腔の衛生管理，口腔ケアのアドバイス

（文献1を参照して作成・一部改訂）

表4　人工呼吸関連肺炎予防バンドル（VAPバンドル）

1. 手指衛生を確実に実施する
2. 人工呼吸器回路を頻回に交換しない
3. 適切な鎮静・鎮痛をはかる．とくに過鎮静を避ける
4. 人工呼吸器からの離脱ができるかどうか，毎日評価する
5. 人工呼吸中の患者を仰臥位で管理しない

（文献2を参照して作成）

にベッドがフラットな状況で人工呼吸管理されることがほとんどみられなくなりました．

● 推奨されているバンドルだけでなく，各職種の専門性が発揮されることも多くあります．理学療法士は，呼吸リハビリテーションの適応・不適応を見きわめ，可能な状況であれば介入するようになった結果，一般病棟で人工呼吸装着患者の離床が積極的に行われ，人工呼吸器管理中でも歩行訓練が行われるようになりました．歯科衛生士が口腔の観察，ケア方法の説明や指導を行い，日々のラウンドでも介入することで，挿管患者やNPPV使用患者の口腔環境は劇的に改善しています．

安全管理

● 人工呼吸に関連する事故が取り上げれられたのを契機として，2001年に『人工呼吸器安全使用のための指針』が作成（2011年改訂）[3]されています．指針では「人工呼吸療法を施行する部署は，看護師等による連続的な患者の生体情報監視が可能で，かつ急変事態に直ちに対処できる集中治療施設あるいはそれに準ずる施設であること」が望ましいとされていますが，わが国では，ICUなどのユニットで人工呼吸管理を集約し行える施設は限られており，人工呼吸器に不慣れな部署で止むをえず管理を行っている状況も少なくありません．指針が発表されたあとも，人工呼吸器に関する事故は発生し，日本医療機能評価機構の公開データでは，2010年から2018年まで144件の人工呼吸関連の医療事故

[3] 日本呼吸療法医学会 人工呼吸管理安全対策委員会：人工呼吸器安全使用のための指針　第2版
http://square.umin.ac.jp/jrcm/contents/guide/page06.html（2018.7参照）

が報告され，半数以上が一般病棟で発生しています．人工呼吸器や呼吸ケアに関する，重大な医療事故を予防・回避するためにRSTの役割は重要です．

- 当院では，人工呼吸器の安全管理のために，マニュアルやチェックリストの作成と標準化，機器や物品の見直し，生体モニタの配置，などのハード面の整備，スタッフへの勉強会や機器の使用講習会などを含めた教育，日々の稼働状況確認のラウンドを行うなど対策を行っています．とくに，日々のラウンドが，アクシデントにつながりかねないインシデントの発見につながり，重大な医療事故の予防につながっています．具体的には，人工呼吸器の設定が患者の状態に合っていない，NPPVマスクのサイズが合っていないなど，デバイスの不適切な選択や使用，徒手換気器具の不設置，無停電電源の不使用などです．専門的な知識を有するRSTメンバーのラウンドにより，いわゆるヒヤリハットといわれる，患者の状態に影響しないインシデントの発生件数が増えており，人工呼吸の安全管理や医療事故の抑制・予防対策につながっていると考えています．

病院医療従事者の負担軽減

- RSTラウンドでは，患者中心の安全安楽を考慮したケアの提示を行いますが，実際ケアを行うのは現場の医師や看護師です．常に現場のスタッフの業務量や，人工呼吸管理に対する不安や負担などを考慮する必要があります．
- たとえば，人工呼吸からの離脱が可能と判断された患者に対しては，RST離脱計画を作成し，開始基準や中止基準，注意点などを現場のスタッフへ提示します．現場のスタッフは計画や基準に沿って離脱を進めることになります．業務量が多い一般病棟では，計画に沿って離脱を行うこと自体業務負担になってしまったり，人工呼吸器に不慣れで不安が強い場合もあります．
- 当院では，RSTラウンド以外に，日々看護師や臨床工学士，歯科衛生士によるケアラウンドを行っているため，その都度，スタッフへケア実施状況や業務の状況などを確認するようにしています 図1 ．人工呼吸管理中の患者の離床やシャワー浴などにRSTメンバーが対応したり，歯科衛生士が口腔ケアを実施することで，可能な範囲で現場の業務負担を軽減するよう努めています．現場の負担や不安を軽減することで，患者にとってもより良い環境やケアの充実につながることが期待できます．

教育体制の充実

- 日本呼吸療法医学会などが行った調査によると，およそ90％の施設でRSTによる勉強会を実施していると回答しており[4]，教育の重要性を物語っています．呼吸ケアや人工呼吸管理を実践する

[4] 一般社団法人日本呼吸療法医学会チーム医療推進委員会：RST実態調査アンケート報告（2017年版）．人工呼吸 35：93-9, 2018

	月	火	水	木	金	土	日
RST				回診 人工呼吸器管理・呼吸ケアについてリコメンド			
RST 専従看護師	リコメンドしたケア内容のサポート 人工呼吸器の安全管理・患者サポート						
ICU 看護師	人工呼吸器の安全管理・患者サポート						
臨床工学技士	人工呼吸器の安全管理						
歯科医 歯科衛生士	口腔の評価 口腔ケアの実施						

図1 RSTのラウンド日以外でもRSTのメンバーが人工呼吸管理・呼吸ケアをサポートしている

現場のスタッフに対して，RSTを構成するメンバー各職種が勉強会を実施し，専門的な知識や技術を指導することにより施設の呼吸ケアの質の向上が期待できます．

- 当院でもRSTにより，研修医への人工呼吸器研修やコメディカル対象の呼吸ケアワークショップ，看護師の各ラダーに対する講習会，各病棟に対する出張勉強会などを定期的に行っています．勉強会をきっかけに院外の講習会へ参加したり，呼吸療法認定士を取得しているスタッフも増えていることから，教育効果は出ていると考えられます．

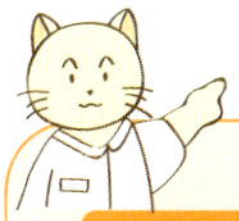

臨床知1　RSTとは呼吸ケアなのか？ 呼吸サポートなのか？　その違いは？

RSTの名称は「呼吸ケアチーム」や「呼吸サポートチーム」，または「呼吸ケアサポートチーム」など施設によってさまざまです．厳密に区別すると「呼吸ケアチーム」は呼吸ケアを実践するチーム，「呼吸サポートチーム」は呼吸ケアの実践をサポート（支持）するチームとすることができます．多くの施設の呼吸ケアチームは診療報酬の兼ね合いから，専従のスタッフがおらず，RSTの活動にはマンパワーと時間の制約があるため，「呼吸サポートチーム」ということになると思います．当院も「呼吸サポートチーム」ですが，仮にすべての呼吸ケアをRSTで行ってしまった場合，現場における呼吸ケアの質が低下する可能性があるため，RSTは現場で呼吸ケアを実施するのではなく，あくまで呼吸ケアをサポートするという立ち位置で活動しています　図2 ．

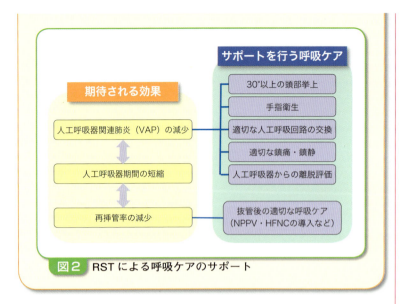

図2 RSTによる呼吸ケアのサポート

おわりに

● RSTの効果について,エビデンスを提示することはできませんが,RSTの活動は,安全な人工呼吸管理の実践や,現場のスタッフの負担を軽減することに貢献することができます.呼吸ケアチーム加算によりRSTを導入する施設が増えましたが,算定要件などがRST活動の実状にそぐわないとの意見もあります[2].患者を守るため,現場の負担を軽減するためのチーム医療であることを優先に継続して活動することが重要であり,RSTの有用性を示すデータの集積につながる可能性があります.

索引

あ
アセスメント　475
圧制御換気　408
圧制御式量調節換気　410
アドヒアランス　473

い
意思決定支援　476，477
一秒率　395

う
運動療法　459

え
エアートラッピング　385
エンドオブライフステージ　437

お
オートピープ　385

か
加圧式定量噴霧式吸入器　440
外呼吸　369
開放式吸引　450
解剖学的死腔　363
解剖的シャント　371
拡散　370
拡散障害　399，401
カフリークテスト　419
換気運動　360
換気機能検査　395
換気血流比　369
換気血流比不均衡　369
換気血流不均等　368
換気能力　425
換気量　369
間質性肺炎　371

き
気管吸引　445
気管吸引の合併症　446
気管挿管の回避　435
気胸　383
気道確保　362
気道クリアランス手技　457
気道抵抗　406，408
気道閉塞　361
吸引圧　448
吸引カテーテル　448
吸引カテーテル挿入　449
吸引時間　448
吸気流速　431
急性Ⅰ型呼吸不全　425
急性Ⅱ型呼吸不全　425
急性呼吸促迫症候群　464
急性呼吸不全　424
胸腔　364
胸部X線検査　396

く
グラフィックモニタ　452

け
軽打法　458
経皮的酸素飽和度　394
嫌気性代謝　397

こ
好気性代謝　397
後傾側臥位　454
高酸素血症　403
行動変容　472，473
高濃度酸素投与　368
高流量デバイス　401
高流量鼻カニューレ　401
呼吸回数　392
呼吸筋　360，365
呼吸筋力評価　391
呼吸仕事量の増大　425
呼吸パターン　392
呼吸不全　377
呼吸補助筋　365
呼吸理学療法　453
呼吸リハビリテーション　453

さ
最大吸気圧　391
酸素運搬量　374
酸素解離曲線　375
酸素含有量　374
酸素-空気ブレンダ　431
酸素摂取量　399
酸素飽和度　398

し
死腔ウォッシュ効果　433
自己決定　477
視診　391
持続的陽圧自然呼吸　421
下顎挙上法　362
自発覚醒トライアル　416
自発呼吸トライアル　413
シャント　371
重症度評価　390
初期評価　473
触診　391
心原性肺水腫　380
人工呼吸器　405
人工呼吸器関連肺炎　381，424
人工呼吸器離脱プロトコル　420
侵襲的陽圧換気　402
振動法　458

す
睡眠時低換気　426
スクイージング　458

せ
背上げ坐位　454
声帯　361
生理的死腔　432
セルフマネジメント教育　472，477
前傾側臥位　456，467
喘息　440
喘息患者　407
繊毛運動　361

そ
組織低酸素　398

た
体位管理　454
体位ドレナージ　457
打診　391

ち
チーム医療　471，477
中枢化学受容器　368
長期酸素療法　474
聴診　392
治療的体位管理　454

て
低酸素血症　369，370，373
低流量デバイス　401

と
頭部後屈顎先挙上法　362
動脈血液ガス分析　392
徒手的排痰手技　458
ドライパウダー吸入器　440
努力呼吸　365

な
内呼吸　369

ね
ネブライザ　439

の
のこぎり歯状の波形　447

は
パートナーシップ　473
肺炎　381
肺コンプライアンス　406，408
肺底部　364
肺尖部　364
肺内シャント率　393
肺胞気-動脈血酸素分圧較差

393
肺胞気酸素分圧　399
肺胞低換気　401
肺容量　451
抜管　418

ひ
非侵襲的陽圧換気　402, 421
病的シャント　371
貧血　374

ふ
腹臥位　456
腹臥位療法　462
フローボリュームカーブ　447
分泌物　445

へ
閉鎖式吸引　450
ヘモグロビン　373

ま
末梢化学受容器　368
慢性呼吸不全　422, 435
慢性閉塞性肺疾患　368

む
無気肺　382, 449

も
モビライゼーション　459

ゆ
輸血　374

よ
予防的体位管理　454

り
離床　459
量制御換気　406

A
A-aDO$_2$　372, 393
AARC ガイドライン　446
ABCD 評価　390

ABC アプローチ　474
A/C　409
acute respiratory distress syndrome　464
air trapping　385
American Association for Respiratory Care ガイドライン　446
ARDS　378, 464
auto PEEP　385

C
CO$_2$ ナルコーシス　368, 422
continuous positive airway pressure　421
COPD　368, 384, 440
CPAP　421

D
DPI　440

F
FEV$_1$%　395

H
HFNC　401
HFNC の PEEP 効果　434
high-flow nasal cannula　401

I
invasive positive pressure ventilation　402
IPPV　402

L
LABA　474
LAMA　474
LTOT　474

M
maximum inspiratory pressure　391

N
NIV　421
noninvasive positive pressure ventilation　402, 421
noninvasive ventilation　421
NPPV　402, 421

P
P$_A$O$_2$　399
PaO$_2$/F$_I$O$_2$ 比　373, 393
PCV　408
PEEP　451
P/F 比　373, 393
PImax　391
pMDI　440
PRVC　410
PS　409

R
Respiratory Support Team　478

S
SABA　474
SAMPLE 評価　390
SaO$_2$　394
SAT　416
SBT　413
SIMV　409
SpO$_2$　394, 452
spontaneous awakening trial　416
spontaneous breathing trial　413

V
VAP　381, 424
VAP バンドル　480
VCV　406
$\dot{V}$O$_2$　399
$\dot{V}$/$\dot{Q}$ ミスマッチ　369

数字・記号
3 学会合同人工呼吸器離脱プロトコル　412
II 型呼吸不全　401, 422
％VC　395
％肺活量　395

好評発売中！

はじめて学ぶ ケーススタディ

― 書き方のキホンから 発表のコツまで ―

編著：國澤 尚子

ISBN978-4-88378-643-5

「明日からケーススタディが書ける」をコンセプトに，考え方から，書き方，発表までを，ポイントを絞って解説．実例紹介では，添削指導や講評を掲載し，学習効果を高めます．

B5判　144頁
定価（本体1,800円＋税）

査読者が教える

看護研究論文の採用されるコツ30

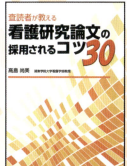

ISBN978-4-88378-893-4

高島 尚美　関東学院大学看護学部教授

Contents
Chapter 1　論文を書くための準備の必要性
Chapter 2　論文を書く
Chapter 3　論文を投稿し査読を受ける
Chapter 4　査読者の目線で論文を推敲（クリティーク）してみよう

- 論文が採用されるには何が必要か？
- 査読者はどんなところを見ているのか？
- 採用されるための30のコツを紹介！
- 論文クリティークチェックリスト付き

A5判・2色刷 96頁　定価（本体1,500円＋税）

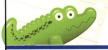 総合医学社　〒101-0061　東京都千代田区神田三崎町1-1-4
TEL 03(3219)2920　FAX 03(3219)0410　http://www.sogo-igaku.co.jp

編集長	編集委員
道又元裕（杏林大学医学部付属病院）	勝　博史（東京都立小児総合医療センター） 清水孝宏（那覇市立病院） 露木菜緒（杏林大学医学部付属病院）

次号予告

1巻4号（2019年1月発行予定）

特集：臨床実践に結びつく検査値の理解（仮）

企画編集：道又元裕

はじめに～特集を読み解くにあたって～
臨床検査データに関わる基本的理解

異常（変化）を見つける
低栄養状態を疑う検査値
全身状態の悪化を疑う一般的検査値
脱水を疑う検査値
敗血症を疑う検査値
感染症（細菌、ウイルス）を疑う検査値
炎症を疑う検査値
ガス交換障害を疑う検査値
酸塩基平衡障害を疑う検査値
出血を疑う検査値
貧血を疑う検査値

疾患別検査値のみかた
ACSの検査値はここをみる
腎不全の検査値はここをみる
肝疾患の検査値はここをみる
急性胆管炎の検査値はここをみる
糖尿病の検査値はここをみる

コラム
意識障害とNa／心不全とNa／不整脈とK／カルシウム濃度異常／マグネシウム濃度異常／尿検査でわかる異常／結核患者増加：結核検査について正しく理解する

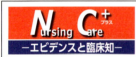
Vol.1 No.3 2018 ―エビデンスと臨床知―

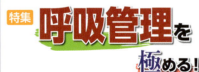
―エキスパートの考え方とやり方―

編：道又元裕

2018年11月5日発行 ©
1部定価（本体3,400円＋税）

発行者　渡辺嘉之
発行所　株式会社 総合医学社
　　　　〒101-0061
　　　　東京都千代田区三崎町1-1-4
　　　　TEL　03-3219-2920
　　　　FAX　03-3219-0410
　　　　E-mail　sogo@sogo-igaku.co.jp
　　　　URL　http://www.sogo-igaku.co.jp
　　　　振替　00130-0-409319

印　刷　シナノ印刷株式会社

広告取扱　株式会社メディカ・アド　〒105-0013 東京都港区浜松町1-12-9 第1長谷川ビル2階　Tel.03-5776-1853

- 本誌に掲載する著作物の複製権・翻訳権・上映権・譲渡権・公衆送信権（送信可能化権を含む）は株式会社総合医学社が保有します。
- JCOPY〈（社）出版者著作権管理機構 委託出版物〉
本誌の無断複写は著作権法上での例外を除き禁じられています．複写される場合は，そのつど事前に，（社）出版者著作権管理機構（電話 03-3513-6969，FAX 03-3513-6979，e-mail: info@jcopy.or.jp）の許諾を得てください．